Yosra Gassara
Sarra Nasri
Zohra Nouira

Reabilitação estética do sorriso

Yosra Gassara
Sarra Nasri
Zohra Nouira

Reabilitação estética do sorriso

Reabilitação estética do sorriso: uma abordagem multidisciplinar

ScienciaScripts

Cover image: www.ingimage.com

This book is a translation from the original published under ISBN 978-620-2-30991-2.

Publisher:
Sciencia Scripts
is a trademark of
Dodo Books Indian Ocean Ltd. and OmniScriptum S.R.L publishing group

120 High Road, East Finchley, London, N2 9ED, United Kingdom
Str. Armeneasca 28/1, office 1, Chisinau MD-2012, Republic of Moldova, Europe
Printed at: see last page
ISBN: 978-620-8-32530-5

AGRADECIMENTOS

Os autores gostariam de agradecer aos professores do departamento de prótese fixa :

Prof. Mounir Cherif, Prof. Bel Hassan Harzallah, Prof. Jilani Saafi, Prof. Dalenda Hadyaoui, Prof. Moncef Ommezine

Pela partilha dos seus conhecimentos e experiência, pelo seu crescente encorajamento e pelo seu apoio para a realização deste trabalho.

Os seus conselhos e orientações permitem-nos sempre atingir o nosso potencial máximo

Os nossos sinceros agradecimentos vão também para

Dr. Hatem Chouchen

Por partilhar a sua valiosa experiência clínica, que contribuiu grandemente para o aspeto clínico deste trabalho.

Estamos também gratos ao

Dra. Imen Kalghoum

pelos seus conselhos e assistência.

Por último, mas não menos importante, gostaríamos de expressar o nosso apreço por

Drs. Salima Bouaziz, Fatma Ben Amor, Nedra Naija

pela sua preciosa ajuda ao longo deste trabalho.

ÍNDICE DE CONTEÚDOS

CAPÍTULO 1

INTRODUÇÃO

A procura de uma melhor estética dento-facial persiste. Na sociedade moderna, os pacientes têm procurado modalidades de tratamento para melhorar o sorriso e a estética dento-facial. [1]

Em 2000, o estudo de Albert Yarbus mostrou que, ao analisar fotografias faciais, as pessoas tendem a concentrar a sua atenção sobretudo na boca e nos olhos. Por isso, o sorriso deve ser sempre respeitado e considerado.[2]

A reabilitação estética do sorriso requer uma gestão abrangente por uma equipa multidisciplinar que envolva diferentes especialidades como a endodontia, a ortodontia, a prótese dentária e a periodontia.

O grupo incisivo-canino, especialmente o maxilar, desempenha um papel decisivo na estética do sorriso.[3]

As irregularidades mais frequentes no número e na forma dos dentes foram diferenciadas em geminação, fusão, geminação, agenesia de concrescência, diastema ou riziformidade dos incisivos. Estas anomalias perturbam a guia anterior e penalizam o sorriso.[4]

Um plano de reabilitação que envolva dentes anteriores requer uma atenção cuidada. Por isso, é necessário analisar todos os parâmetros estéticos e conhecer os princípios da estética de um sorriso natural e como aplicá-los na reabilitação oral. O principal objetivo da reabilitação estética é criar uma harmonia entre a forma, a cor e a textura dos dentes com as gengivas e os lábios.

A reabilitação de pacientes que necessitam de um sorriso estético exige uma abordagem multidisciplinar.

---

[1] Priya K. Rahul D P, Varma S, Namitha R, Normas para criar um sorriso bonito, Amrita Journal of Medicine; Vol. 9, No: 2 julho - Dez 2013. Página 1 - 44

[2] Benjamin W Tatler,Nicholas J Wade,Hoikwan, John M Findlay; Yarbus eye movements and vision;iperception 2010,1(1) :7-27

[3] Goyal MK1, Goyal S, Hegde V, Balkrishana D, Narayana Al. Recriar uma dentição estética e funcionalmente aceitável: uma abordagem multidisciplinar. Int J Periodontics Restorative Dent. 2013 Jul-Ago;33(4):527-32

[4] K. Kremeier, O. Pontius, B. Klaiber,M.Hulsmann; Tratamento endodôntico não cirúrgico de um dente duplo: relato de caso: International Endodontic Journal, 40, 908-915, 2007

Neste trabalho, iremos, numa primeira parte, descrever a modalidade de análise estética pré-operatória. Em seguida, descreveremos a contribuição que cada disciplina da medicina dentária pode dar para alcançar uma reabilitação estética bem sucedida do sorriso.

CAPÍTULO 2

ANÁLISE ESTÉTICA PRÉ-OPERATÓRIA

O sucesso de um tratamento protético na região anterior é condicionado por uma análise estética pré-operatória pormenorizada. [1], [2] Muitos autores desenvolveram "check-lists" estéticos. [3], [4]

O seu papel era o de nos permitir definir as situações que necessitavam de correcções cirúrgicas ou ortodônticas [5], [6]

1. LISTAS DE CONTROLO ESTÉTICAS":

Por definição, uma "check-list" estética é uma lista recapitulativa de perguntas utilizadas durante o primeiro encontro com o paciente quando um sorriso estético é o seu principal objetivo na consulta.

Esta lista ajudará o dentista a avançar progressivamente ao longo do diagnóstico enquanto avalia a estética e a função.

Vários deles foram sugeridos na literatura. [3, 6, 7]

Os mais conhecidos são os do Dr. Levin (Fig. 1) e do Dr. Fradeani (Fig. 2).

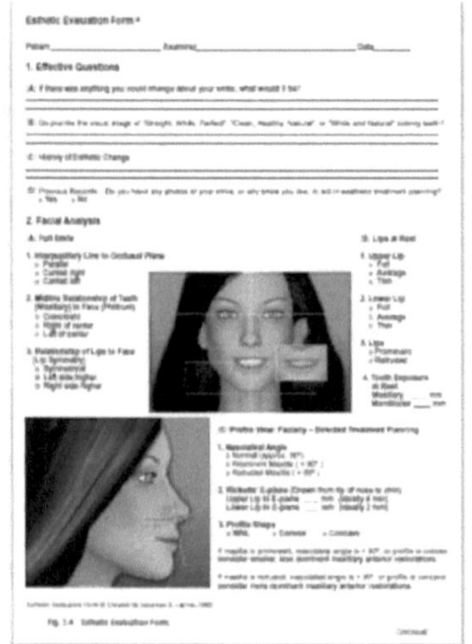

Esthetic Evaluation Form

1. Effective Questions

2. Facial Analysis

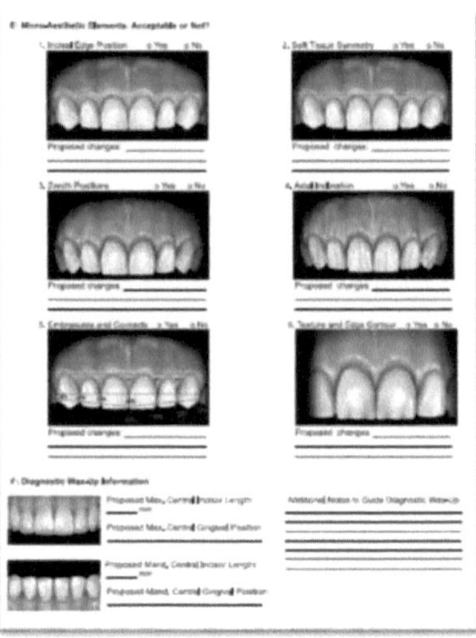

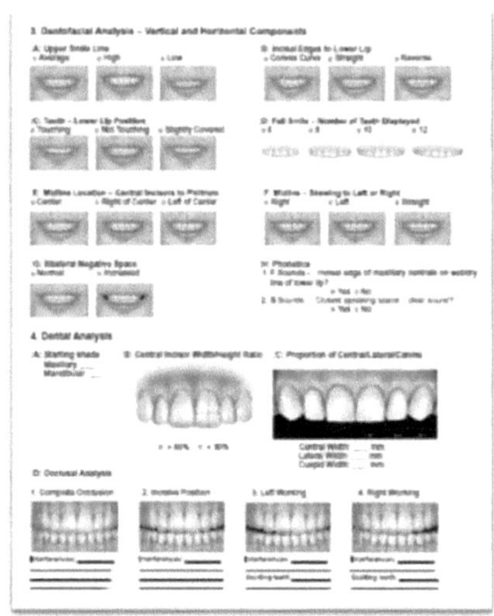

Fig 1: Formulário de avaliação estética criado pelo Dr. Jonathan B Levin, DMD [6]

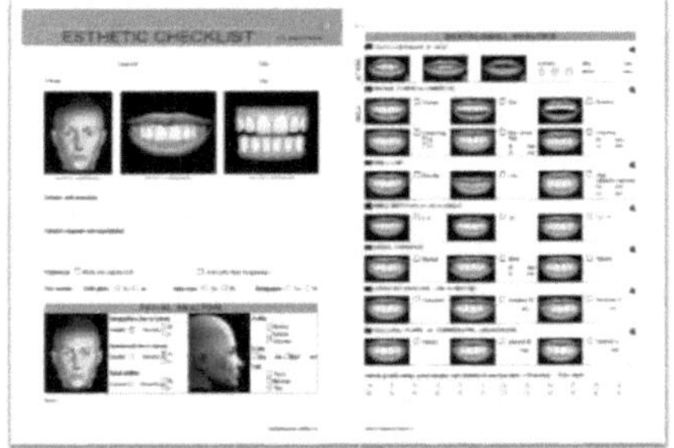 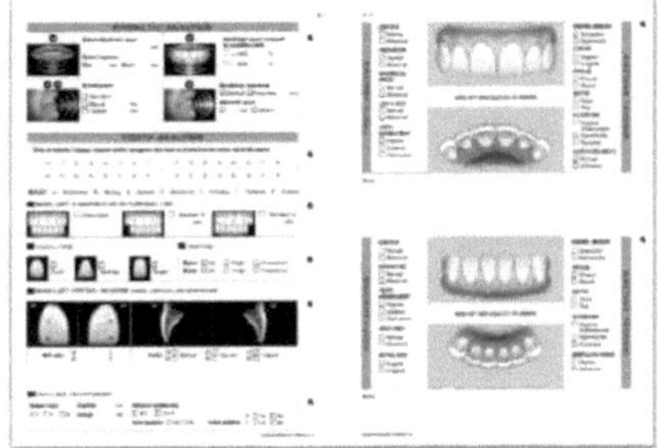

Fig 2: Ficha de avaliação estética criada pelo Dr. Fradeani [8]

2. ANÁLISE ESTÉTICA:

2.1 O sorriso ideal:

Phyllis Diller: "um sorriso é uma curva que endireita tudo"

A smile is a curved line
that sets things straight

Em 1787, Margaret Hungerford escreveu que "a beleza está totalmente nos olhos de quem vê"; em linguagem simples, é subjectiva. Por conseguinte, não podemos definir um sorriso ideal porque existe uma grande variação entre indivíduos, idades, culturas e civilizações[9-11] . Apesar destas variações, os meios de comunicação social tendem a apresentar uma imagem quase uniforme do sorriso ideal, como "uma fila de dentes de marfim perfeitamente alinhados, envoltos num envelope de lábios vermelhos brilhantes".

De acordo com Garber e Salama[12] , o sorriso é o resultado da relação entre: dentes, lábios e gengiva.

Assim, para simplificar a discussão, dividiremos a questão da "estética do sorriso" em 4 componentes que estudaremos separadamente:

J Análise facial

J O quadro labial

J O suporte gengival

J A estética dentária

2.2. Análise facial: (Fig. 3)

Um sorriso ideal não pode ser avaliado independentemente do rosto.

-Vista frontal:

Ao restabelecer a estética do sorriso, deve ser restabelecido o paralelismo entre os planos intercomissural, interpupilar e oclusal.

No plano vertical, a linha de referência é o plano sagital médio. Apenas 70% da população apresenta uma simetria perfeita entre as duas metades do rosto. [12, 13]

- Vista do perfil:

Ricketts[14] define o "plano estético", que é uma linha virtual que une o pico do nariz e o pico do queixo.

Idealmente, o lábio superior e o lábio inferior devem estar situados, respetivamente, 4 mm e 2 mm atrás desta linha.

De seguida, avalia-se o ângulo formado entre o nariz e o lábio superior que, segundo Owens et AL., é considerado estético quando é igual a 97 +/- 6,3° para o homem e a 104,9° +/- 4 para a mulher.

Outro elemento estético que deve ser avaliado é a convexidade do perfil. Nós descrevemos:

- Um perfil de placa
- Um convexo
- Um côncavo

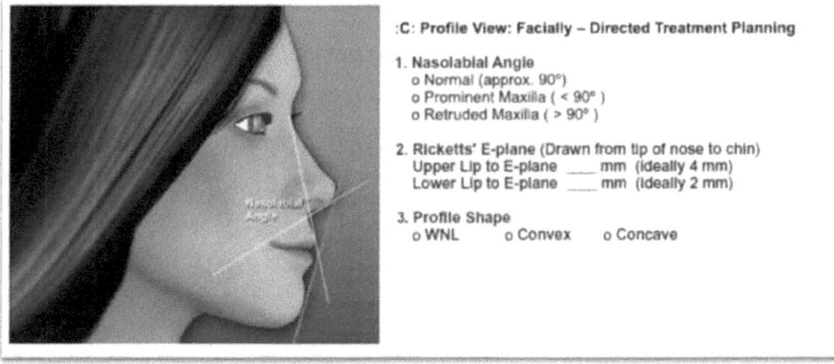

Fig. 3: Análise do perfil facial de acordo com a lista de controlo de DR Levine [6]

2.3 O quadro labial:

Os lábios são estruturas musculares que devemos considerar em repouso e em função:

J Em repouso:

As diretrizes prostodônticas recomendam geralmente a disposição dos dentes incisivos superiores de modo a que entre 2 e 4 mm de dente fiquem à mostra em repouso. [8]

Os factores que influenciam o grau de exposição dos dentes em repouso são o comprimento dos lábios, a idade, a raça e o sexo.

Os indivíduos com um comprimento do lábio maxilar aumentado mostrarão geralmente menos dentes maxilares e mais dentes mandibulares.

J Enquanto sorria:

O sorriso é uma expressão influente que revela os sentimentos emocionais e o estado de espírito de uma pessoa. Podemos distinguir duas categorias de sorrisos :[15]

- O sorriso posado: que é deliberado, voluntário, estático e não é acompanhado de emoções. Pode ser sustentado e também pode ser forçado para imitar um sorriso não posado.
- O sorriso espontâneo: que é espontâneo, portanto não pode ser sustentado. É acompanhado de sentimentos.

  é dinâmico no sentido em que irrompe e todos os músculos faciais são recrutados no processo. (Fig. 4)

2.3.1 O arco do sorriso:

Ao sorrir, o arco do sorriso ou a linha do sorriso é um elemento muito importante a ter em conta porque afecta diretamente o nosso plano de tratamento.[16], [17]

Esta linha é definida por uma linha fictícia que une os bordos incisais do dente anterior. Num sorriso estético, segue o bordo do lábio superior.

Três categorias são classicamente definidas durante um sorriso posado:

- Um arco de sorriso baixo (Fig. 5)
- Um arco de sorriso médio (Fig. 6)
- Um arco de sorriso alto (Fig. 7)

A influência do arco do sorriso em conjunto com a quantidade de exposição gengival maxilar na perceção da atratividade do sorriso foi avaliada pelo estudo de Kaya et al[18] . Verificou-se que: a exposição gengival influenciou negativamente a perceção da atratividade do sorriso em todos os grupos de avaliadores.

Verificou-se também que as pontuações mais elevadas de atratividade do sorriso foram obtidas a -2 mm de exposição gengival entre os dentistas e os leigos, e a 0 mm de exposição gengival entre os ortodontistas; as pontuações mais baixas foram obtidas a 12 mm de exposição gengival em todos os grupos de avaliadores.

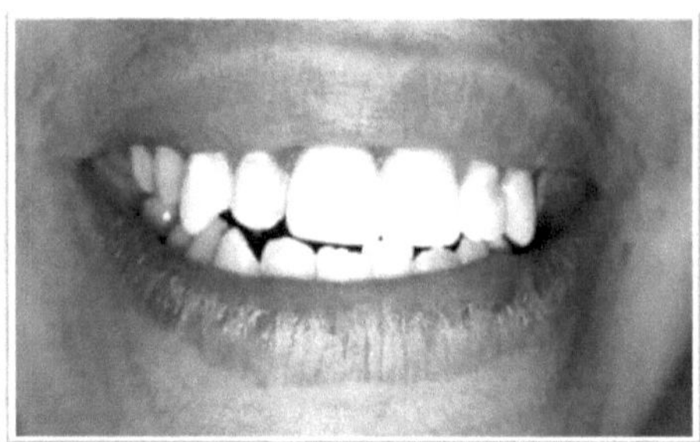

Fig 4: Um sorriso espontâneo

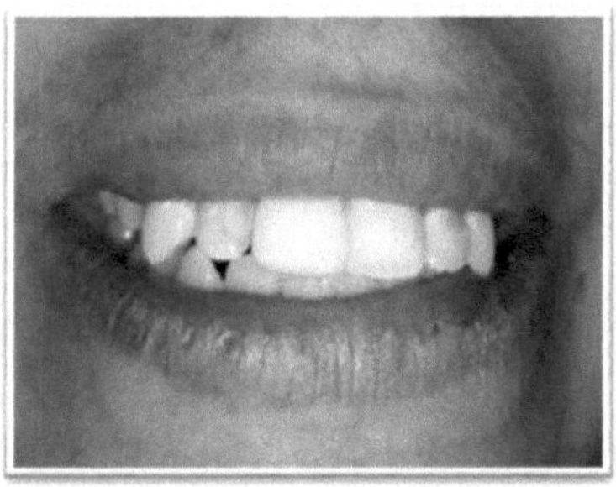

Fig 5: Sorriso posado: Um arco de sorriso baixo

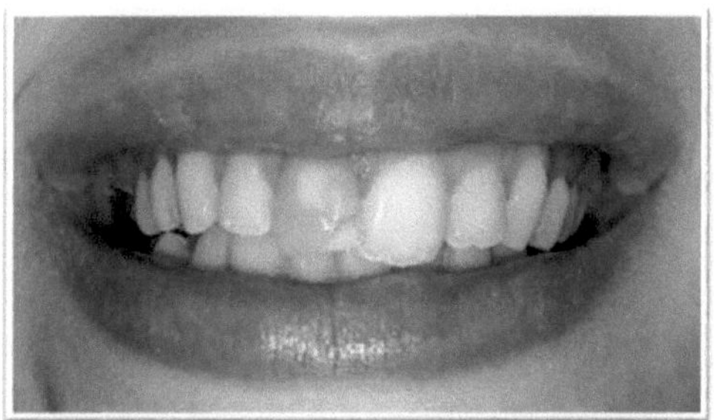

Fig 6:Um arco de sorriso médio

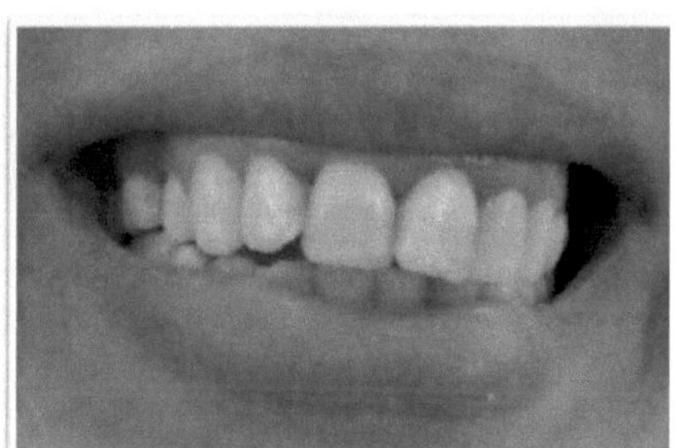

Fig 7:Um arco de sorriso alto: sorriso gengival

2.3.2 A linha média dentária:

O objetivo da reabilitação estética do sorriso é conseguir linhas médias maxilares e mandibulares coincidentes entre si e com a linha média facial. (Fig. 8,9)

No entanto, naturalmente, isto verifica-se em apenas 70% da população e, entre todos os parâmetros estéticos, as anomalias da linha média dentária são as menos notadas. [13]

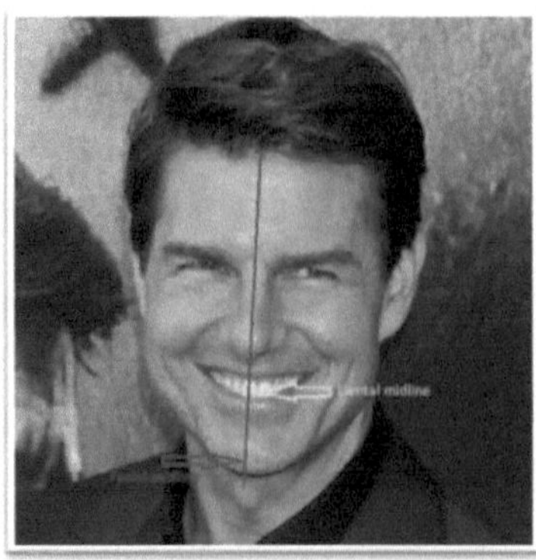

Fig. 8: Linha média dentária não coincidente com a linha média facial[19]

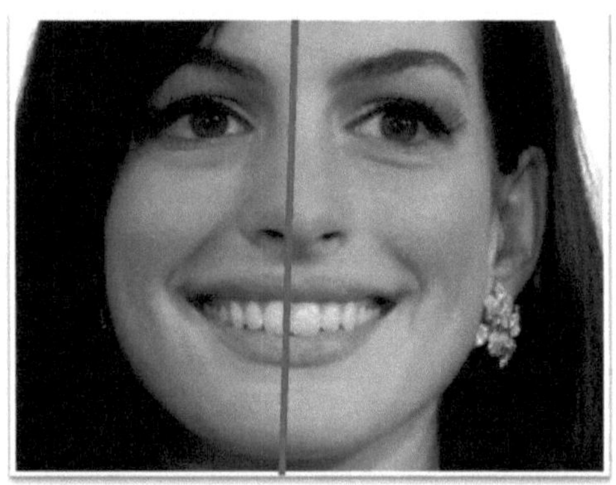

Fig. 9: Linha média facial coincidente com a linha média dentária[20]

2.3.3. Corredores bucais:

Os corredores vestibulares (ou "os espaços negativos") são os espaços laterais observados entre as faces vestibulares dos dentes superiores e as comissuras labiais durante o sorriso.

A sua largura depende da largura do sorriso: quanto mais largo for o sorriso (revela os dentes posteriores), maior e mais percetível é. [21]

Outros factores diversos, como a tonicidade da musculatura facial, a colocação da face vestibular dos pré-molares superiores, a proeminência dos caninos... também influenciam a largura dos corredores vestibulares [21]

2.4 O suporte gengival:

A gengiva é a porção da mucosa oral que cobre a crista óssea alveolar que rodeia o dente. [22]

São a única parte visível do periodentium.

Uma gengiva saudável é, desde há muito tempo, o objetivo mais importante das terapias dentárias.

No entanto, hoje em dia, do ponto de vista estético, isto nem sempre é suficiente para obter um resultado estético ótimo.

Mas, por outro lado, uma saúde gengival deficiente pode levar a problemas estéticos gengivais. Assim, a saúde gengival é um pré-requisito essencial para o sucesso estético e deve ser restabelecida antes de se iniciar o plano de tratamento. [23] A gengiva saudável é caracterizada por uma cor rosa coral, que pode ser pigmentada em algumas etnias. É também caracterizada por uma consistência firme e um aspeto de casca de laranja. A gengiva aderente é a parte mais importante a ter em conta quando se trata de reabilitação protética. A sua largura pode variar drasticamente entre pacientes e mesmo na boca de cada um, desde menos de 1 mm até mais de 10 mm. [22]

Em termos protéticos, para assegurar a perenidade do resultado estético, recomenda-se a existência de pelo menos 3 mm de gengiva queratinizada à volta da restauração.

A estética gengival é avaliada por um equilíbrio delicado dos níveis gengivais desde os incisivos centrais até aos caninos e com uma simetria perfeita dos dois incisivos centrais[24] (Fig. 10)

A margem gengival do canino deve ter o mesmo nível dos incisivos centrais.

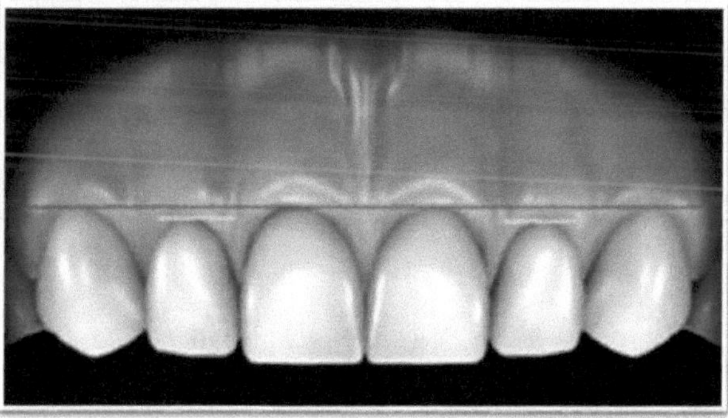

Fig. 10: Simetria dos tecidos moles e níveis gengivais marginais de acordo com a

lista de controlo do Dr. J. Levine[6]

O zénite gengival[25] corresponde à concavidade máxima do contorno gengival. A posição do zénite varia consoante o dente: (Fig. 11, 12)

- O incisivo central: está situado a 1mm distalmente ao eixo do dente
- O incisivo lateral: 0,4 mm distalmente ao eixo do dente
- O canino: situa-se no prolongamento do seu eixo maior

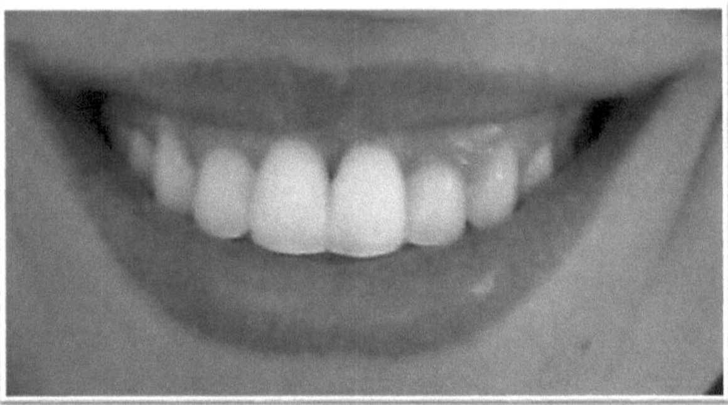

Fig. 11: O nível marginal dos incisivos centrais é demasiado elevado em comparação com os incisivos laterais, o que confere ao sorriso um aspeto inestético

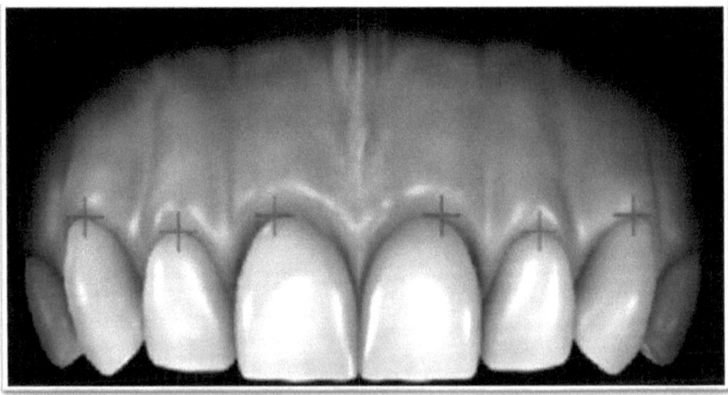

Fig. 12 : Localização dos zénites [6]

Os triângulos escuros resultantes da perda da papila interdentária são um caso frequente de comprometimento do resultado estético dos nossos tratamentos.

Geralmente resultam de:

- Doença periodontal
- Perda de dentes
- Dentisteria de restauração deficiente

De acordo com **Tarnow (1992)[26]** a presença da papila interdentária depende da distância que separa a zona de contacto da crista óssea interproximal:

- Se esta distância for < 5mm: o preenchimento papilar dos encaixes gengivais está potencialmente completo
- À medida que a distância aumenta, por cada 1 mm a probabilidade de preenchimento papilar completo diminui em 50%.

Os triângulos escuros têm um impacto estético negativo para o qual os clínicos devem estar atentos, especialmente quando o paciente tem uma linha de sorriso alta.

Uma abordagem multidisciplinar do sorriso através da utilização de cirurgia periodontal estética, ortodontia ou prótese fixa... será de grande ajuda para lidar com esta situação.

2.5. A estética dentária:

A última secção da análise pré-operatória é a avaliação da estética dentária ou "microelementos" [27]

2.5.1. o bordo incisal:

Os incisivos centrais são as "estrelas" do sorriso. São o elemento dominante e o primeiro a ser notado. Uma vez colocados, todos os dentes encontrarão o seu lugar correto.[28]

A posição do bordo incisal está relacionada com a função, a fonética e a estética. Ao pronunciar o som "f" suavemente, o bordo incisal apenas roça a linha de junção seco/molhado do lábio inferior. (Fig. 13) Ao sorrir, o bordo incisal é paralelo à concavidade do lábio inferior. [29]

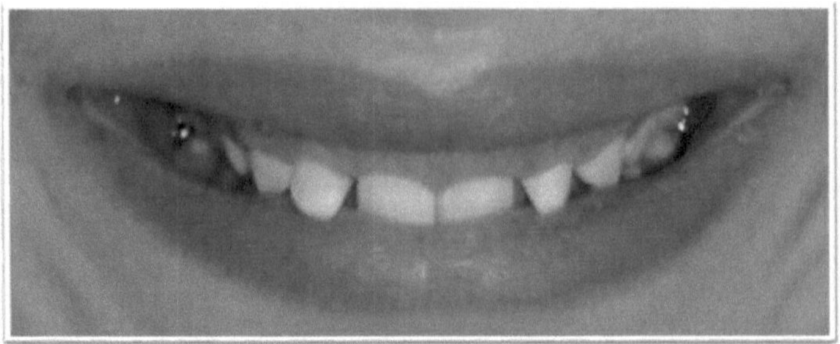

Fig. 13: Incisivos centrais escondidos atrás do lábio inferior, o que vai contra o princípio do incisivo central dominante e dá um sorriso inestético.

2.5.2 Inclinação axial:

O longo eixo dos dentes anteriores superiores é inclinado medialmente da margem apical para a coronal. A partir do incisivo central, afastando-se da linha média, o grau de inclinação mesial deve aumentar progressivamente. [30]

2.5.3. Forma do dente:

Geometricamente, podemos ter 3 formas de dentes anteriores superiores: quadrada, ovoide ou triangular. [31]

- Dentes quadrados: caracterizados por contornos rectos mesial e distal e ângulos de transição paralelos.
- Dentes triangulares: caracterizados por um contorno reto com ângulos de linha de transição marcados (Fig. 14).
- Dentes ovóides: caracterizados por contornos mesiais e distais curvos com ângulos de linhas de transição suaves. (Fig. 15)

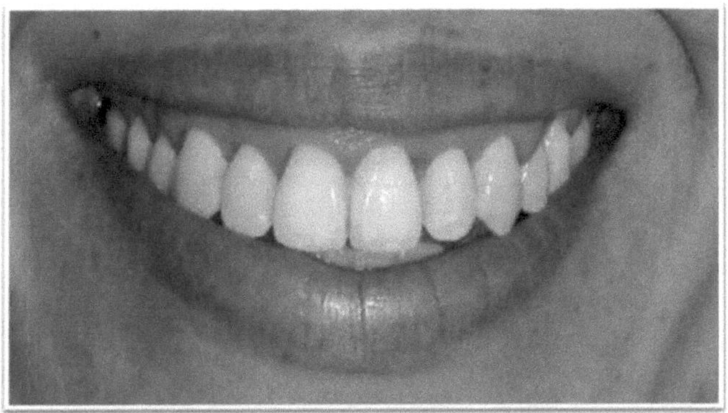

Fig. 14: Dentes com forma triangular

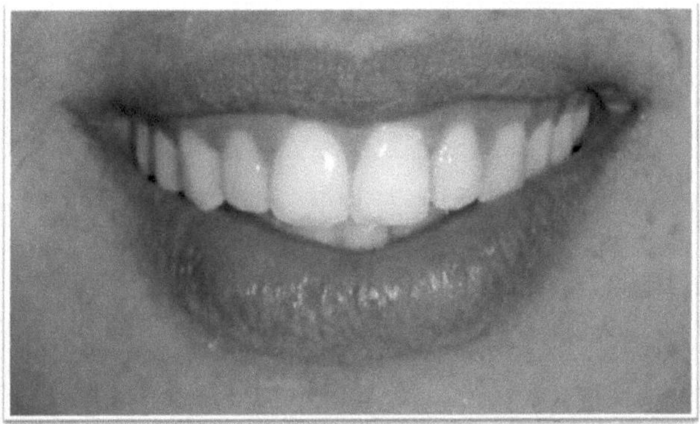

Fig. 15: Dentes de forma ovoide

Em 1955, Frush e Fisher[32] sugeriram que outros factores, como o sexo, a idade e a personalidade, também deveriam ser considerados na recriação das formas dos dentes anteriores. Por exemplo, para pacientes do sexo feminino, os dentes devem ser mais arredondados, enquanto para pacientes do sexo masculino devem ser mais vigorosos e com cantos em ângulo reto.

2.6 Proporção dos dentes:

Ao estabelecer um sorriso estético, uma disposição simétrica dos dentes é muito importante. Devem ser considerados dois critérios essenciais: a altura e a relação largura/comprimento. [33](Fig. 16)

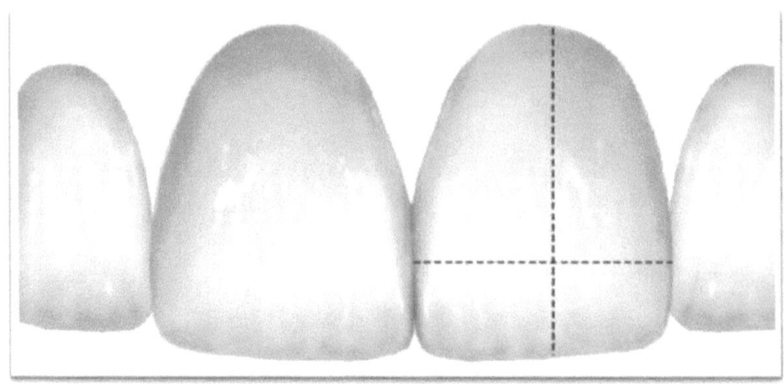

Fig. 16: Medição da relação largura-comprimento [34]

2.7 Proporção dente a dente:

Várias fórmulas matemáticas foram utilizadas para definir as proporções dente a dente. A mais conhecida é a "proporção áurea", definida pelo Dr. Levin em 1978[33] . Ela permite determinar as larguras mesiodistais dos incisivos centrais e laterais e da parte mesial do canino; assim, dá uma relação de 1 para o incisivo lateral, consequentemente o incisivo central terá uma relação de 1,616 e a metade mesial do canino terá uma relação de 0,618.

No entanto, os estudos realizados para avaliar esta "Proporção Áurea" aplicada na medicina dentária, mostraram que a sua adesão estrita resulta num estreitamento desnecessário da arcada maxilar. [35]

O Dr. Stephen Chu, no seu último estudo biométrico, sugeriu outro modelo matemático: se considerarmos Xmm como a largura do incisivo central, então o incisivo lateral deve medir X-2mm e o canino X-1mm, considerando toda a largura mesio-distal do canino.[36]

2.8 Proporção de papilas:

A papila ocupa 40% no incisivo central e depois diminui ao longo da arcada. [25,26]

2.9. Área de contacto:

A área de contacto mesial é mais coronal do que a distal, desde o incisivo central até ao primeiro pré-molar [27]

2.10. Embrasaduras incisais:

A incisal embrasure é um espaço em forma de "V" que resulta dos bordos dos dentes.

Como foi demonstrado por vários estudos, como o estudo de Foulger et al[37] , estes espaços não são neutros no que diz respeito à estética do sorriso.

O tamanho e o volume dos encaixes incisais entre os dentes devem aumentar em progressão distal dos incisivos centrais para os dentes posteriores (Fig. 17).

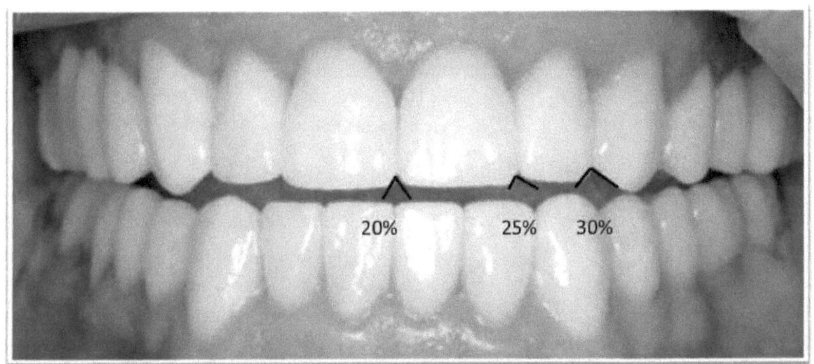

Fig. 17: Embrasaduras incisais

2.11. Textura :

Os lóbulos do dente são formados durante a odontogénese e ocorrem tanto na direção vertical como na horizontal. Dão aos dentes um aspeto mais natural. [6]

REFENRÊNCIAS

1. Calamia, J.R., et al., Smile Design and Treatment Planning With the Help of a Comprehensive Esthetic Evaluation Form. Dental Clinics. 55(2): p. 187-209.

2 . Morley, J., Uma abordagem multidisciplinar à restauração estética complexa com planeamento de diagnóstico. Pract Periodontics Aesthet Dent, 2000. 12(6): p. 575-7.

3. Greenberg, J.R. e M.C. Bogert, Uma lista de verificação de estética dentária para o planeamento do tratamento em medicina dentária estética. Compend Contin Educ Dent, 2010. 31(8): p. 630-4, 636, 638.

4 . Moskowitz, M.E. e A. Nayyar, Determinants of dental esthetics: a rational for smile analysis and treatment. Compend Contin Educ Dent, 1995. 16(12): p. 1164, 1166, passim; questionário 1186.

5. Snow, S.R., Strategies for successful esthetic dental treatment (Estratégias para um tratamento dentário estético bem sucedido). J Calif Dent Assoc, 2007. 35(7): p. 475-84.

6 . Levin, J., Smile Design Integrando Estética e Função, ed. B. Millars. 2015: Elsevier 240.

7. Fradeani, M., Análise Estética: A Systematic Approach to Prosthetic Treatment, in Esthetic Rehabilitation in Fixed Prosthodontics, F. Mauro, Editor. 2004, Quintesscence.

8. Fradeani, M., Prosthetic Treatment: A Systematic Approach to Esthetic, Biologic, and Functional Integration, in Esthetic Rehabilitation in Fixed Prosthodontics, M.a.B. Fradeani, G., Editor. 2004, Quintessence.

9. Dong, J.K., et al., The esthetics of the smile: a review of some recent studies. Int J Prosthodont, 1999. 12(1): p. 9-19.

10. Cracel-Nogueira, F. e T. Pinho, Avaliação da perceção da estética do sorriso por leigos, estudantes de medicina dentária e médicos dentistas. Int Orthod, 2013. 11(4): p. 43244.

11. Pithon, M.M., et al., Perceção do impacto estético do sorriso gengival em leigos, profissionais de medicina dentária e estudantes de medicina dentária. Oral Surg Oral Med Oral Pathol Oral Radiol, 2013. 115(4): p. 448-54.

12. Garber, D.A. e M.A. Salama, O sorriso estético: diagnóstico e tratamento. Periodontol 2000, 1996. 11: p. 18-28.

13. Miller, E.L., W.R. Bodden, Jr., e H.C. Jamison, Um estudo da relação da linha média dentária com a linha mediana facial. J Prosthet Dent, 1979. 41(6): p. 657-60.

14. Ricketts, R.M., A foundation for cephalometric communication. American Journal of Orthodontics, 1960. 46(5): p. 330-357.

15 . Ackerman, J.L., et al., Uma análise morfométrica do sorriso posado. Clin Orthod Res, 1998. 1(1): p. 2-11.

16. Passia, N., M. Blatz, e J.R. Strub, A linha do sorriso é um parâmetro válido para a avaliação estética? Uma revisão sistemática da literatura. Eur J Esthet Dent, 2011. 6(3): p. 314-27.

17. van der Geld, P.A. e M.A. van Waas, [A linha do sorriso, uma pesquisa bibliográfica]. Ned Tijdschr Tandheelkd, 2003. 110(9): p. 350-4.

18. Kaya, B. e R. Uyar, Influência na atratividade do sorriso do arco do sorriso em conjunto com a exibição gengival. Am J Orthod Dentofacial Orthop, 2013. 144(4): p. 541-7.

19. Barber, N., 20 celebridades que arranjaram os seus sorrisos, in mom.me. 2017. https://mom.me/entertainment/145920-20-celebrities-who-fixed-their-smiles/

20. Anne Hathaway Hd Wallpapers 2013, em hollywoodnewstarz. 2013. http://hollywoodnewstarz.blogspot.com/2013/01/Anne-Hathaway-Hd-Wallpapers.html

21. Moore, T., et al., Buccal corridors and smile esthetics. American Journal of Orthodontics and Dentofacial Orthopedics, 2005. 127(2): p. 208-213.

22 . Lowe, J., Andersson, P., Stevens & Lowe's Human Histology. 4ª ed. 2014: Elsevier. 448.

23. Chaves, E., et al., Melhorar o sorriso e a estética dentária: Uma abordagem abrangente periodontal e restauradora após a ortodontia. Jornal Europeu de Medicina Dentária Geral e Familiar, 2014. 3(2): p. 170-173.

24. Bitter, R.N., O fator periodontal no desenho estético do sorriso - alterando a exibição gengival. Gen Dent, 2007. 55(7): p. 616-22.

25. Chu, S.J., et al., Posições zenitais gengivais e níveis da dentição anterior maxilar. J Esthet Restor Dent, 2009. 21(2): p. 113-20.

26. Tarnow, D.P., A.W. Magner, e P. Fletcher, O efeito da distância do ponto de contacto à crista óssea na presença ou ausência da papila dentária interproximal. J Periodontol, 1992. 63(12): p. 995-6.

27 . Morley, J. e J. Eubank, Macroesthetic elements of smile design. J Am Dent Assoc, 2001. 132(1): p. 39-45.

28. Machado, A.W., 10 mandamentos da estética do sorriso. Dental Press Journal of Orthodontics, 2014. 19(4): p. 136-157.

29. Sarver, D.M., A importância do posicionamento dos incisivos no sorriso estético: o arco do sorriso. Am J Orthod Dentofacial Orthop, 2001. 120(2): p. 98-111.

30. Lombardi, R.E., Os princípios da perceção visual e a sua aplicação clínica à estética da prótese. J Prosthet Dent, 1973. 29(4): p. 358-82.

31 Sharma, P.K. e P. Sharma, Dental Smile Esthetics: A avaliação e criação do sorriso ideal. Seminários em Ortodontia, 2012. 18(3): p. 193-201.

32. Frush, J.P. e R.D. Fisher, Introdução às restaurações dentogénicas. Journal of Prosthetic Dentistry. 5(5): p. 586-590.

33 . Levin, E.I., Estética dentária e a proporção áurea. J Prosthet Dent, 1978. 40(3): p. 244-

52.

34 . Levin, J., Smile Design Integrando Estética e Função, ed. B. millar. 2015 Elsevier. 240.

35. Sterrett, J.D., et al., Rácios largura/comprimento de coroas clínicas normais da dentição anterior maxilar no homem. J Clin Periodontol, 1999. 26(3): p. 153-7.

36. Preston, J.D., The golden proportion revisited (A proporção áurea revisitada). J Esthet Dent, 1993. 5(6): p. 247-51.

37. Foulger, T.E., et al., The influence of varying maxillary incisal edge embrasure space and interproximal contact area dimensions on perceived smile aesthetics. Br Dent J, 2010. 209(3): p. E4.

CAPÍTULO 3

CONTRIBUIÇÃO DA ORTODONTIA

O estudo de C Lies et all, mostrou que a combinação de tratamento ortodôntico e protético resultou num resultado mais favorável do que o tratamento protético isolado. A melhoria da posição dos dentes pode eliminar uma oclusão potencialmente patológica e criar um ambiente periodontal mais saudável que é mais fácil de manter. [1,2]

Além disso, cria um benefício protético direto, limitando a redução de tecido dos preparos e melhorando o contexto biomecânico e funcional da restauração. O tratamento ortodôntico que alcança estes benefícios pode ser limitado a um aparelho fixo parcial localizado num segmento de uma arcada ou requerer um aparelho fixo mais extenso.

1. PREVENÇÃO DA MÁ OCLUSÃO:

A perda de um dente pode causar migrações secundárias dos dentes colaterais e opostos. Um mantenedor de espaço evita estes movimentos indesejáveis nas três direcções do espaço: mesiodistal, vestíbulo-lingual e vertical.

2. TRATAMENTO DA MÁ OCLUSÃO:

A ortodontia pré-protética permite a correção de malposições e dismorfoses dentárias e proporciona um contexto oclusal mais favorável para o tratamento protético. (Fig. 18)

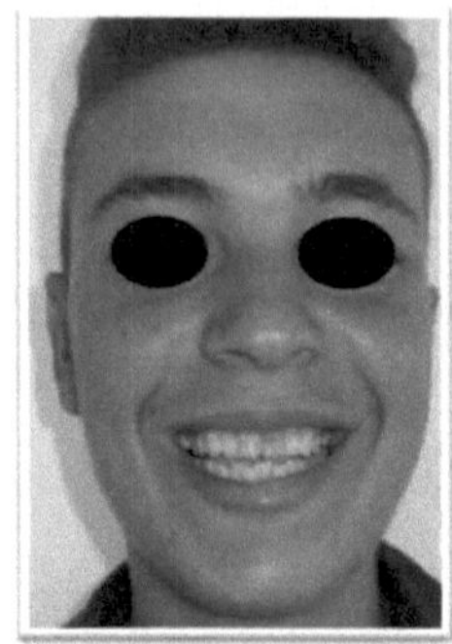

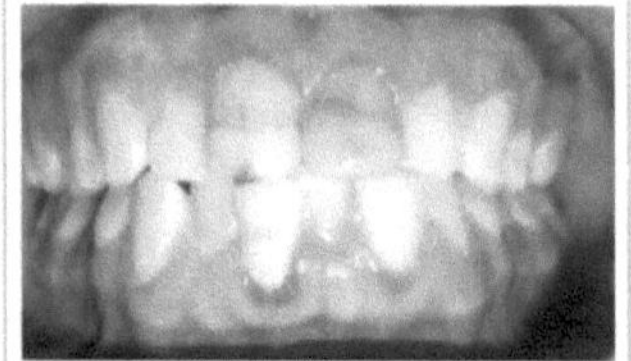

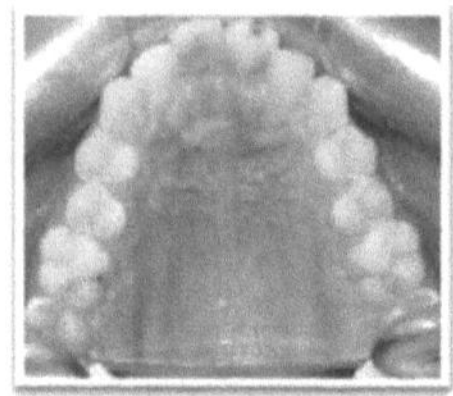

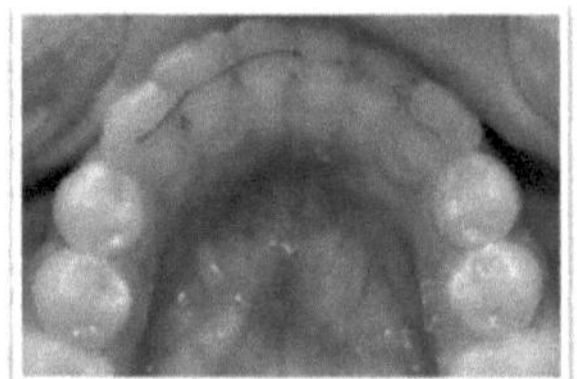

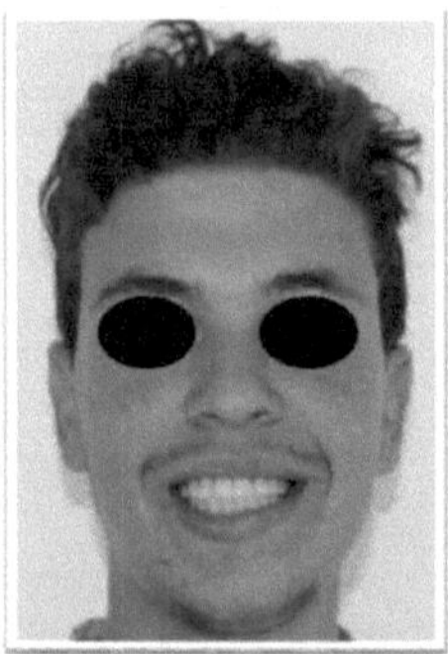

Fig. 18 : Caso clínico que ilustra o importante papel da othodontia no restabelecimento de um contexto oclusal favorável

2.1. Agenesia dentária:

A agenesia dentária é uma anomalia que afecta o número de dentes. Isto pode causar uma função mastigatória deficiente e leva a vários tipos de má oclusão, distúrbios da fala, problemas psicológicos e má aparência estética. [3]

O incisivo lateral é o dente permanente congenitamente perdido mais comum na região anterior do maxilar, com uma prevalência de 1 a 3% . [4]

Isto cria um problema estético que requer um tratamento que inclui uma abordagem multidisciplinar entre os seguintes especialistas: dentistas de clínica geral, ortodontistas, cirurgiões orais e maxilofaciais, periodontistas e protésicos. A seleção da opção de tratamento adequada depende de muitos factores, tais como a relação anterior, a má oclusão, os requisitos de espaço específicos, a linha do sorriso e a cor e forma dos caninos.

Existem duas opções terapêuticas disponíveis para os doentes em caso de agenesia:

Encerramento do espaço e substituição de um lateral por um canino (Fig. 19)

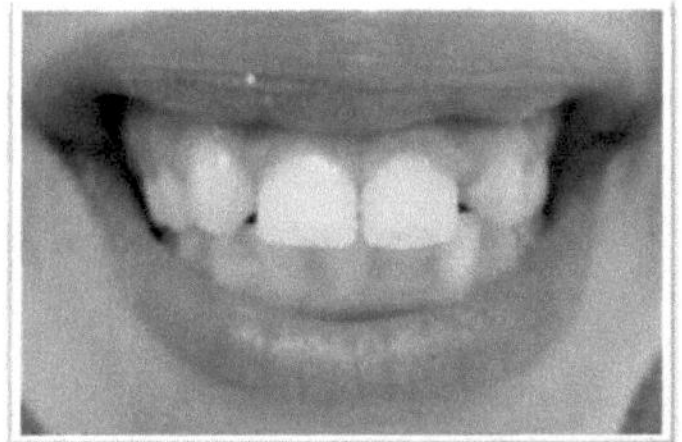

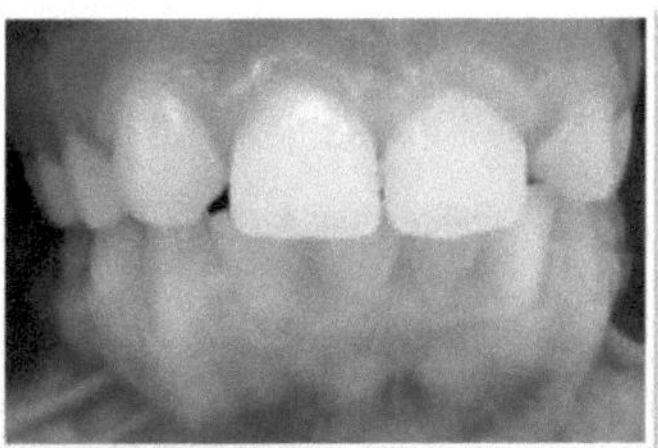

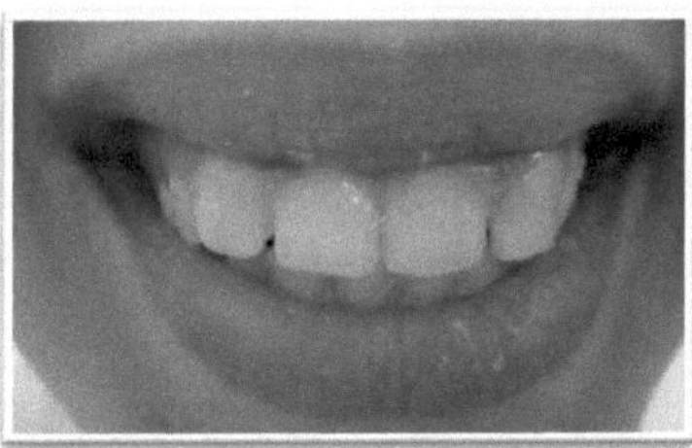

Fig. 19: Uma paciente do sexo feminino, de 25 anos de idade, com um historial médico normal, apresentou-se no nosso departamento com uma exigência estética. Ela apresenta uma agenesia dos laterais e o espaço foi fechado por um tratamento ortodôntico. A decisão protética foi a realização de facetas de reboque para transformar a forma dos caninos em incisivos laterais, o que foi testado por um mock-up.

Abertura de espaços e próteses

Um tratamento ortodôntico tem como objetivo recriar os espaços necessários para a reabilitação protética. (Fig. 20)

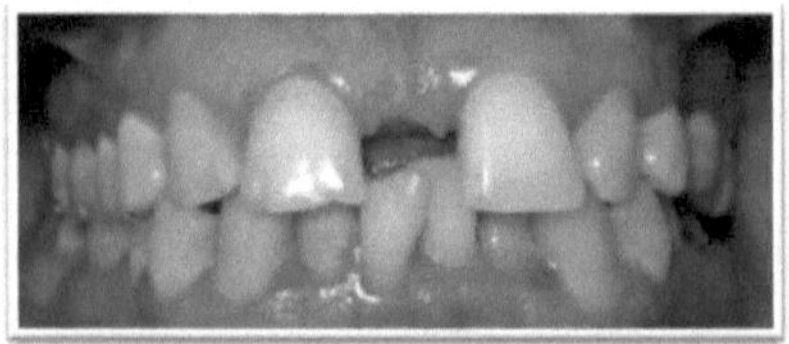
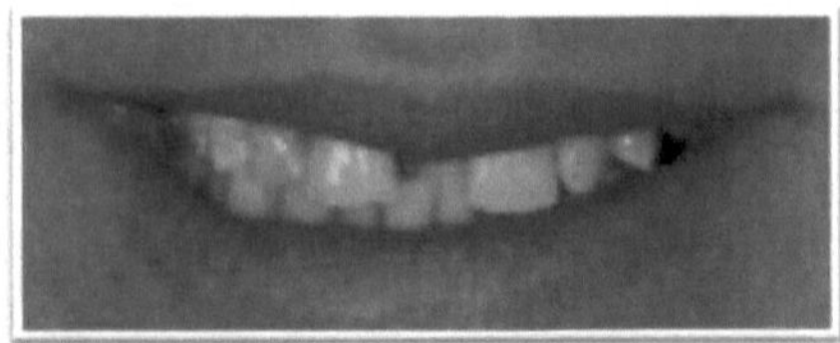
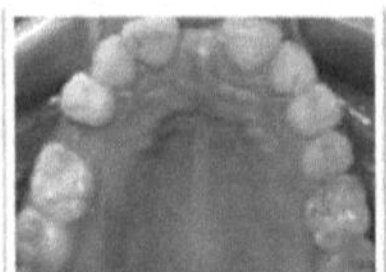
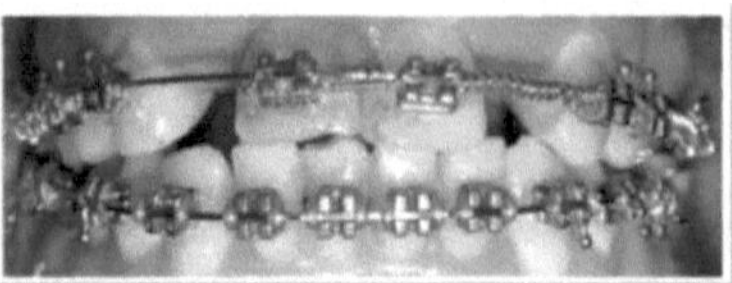
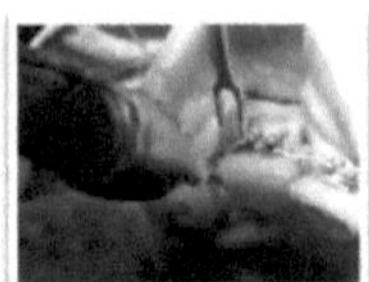
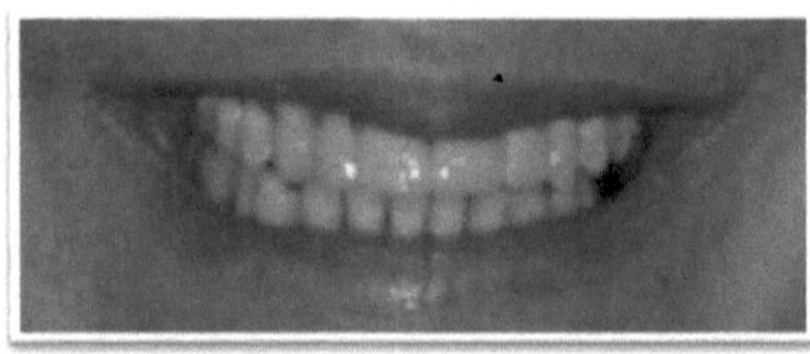

Fig. 20: Uma paciente de 40 anos apresenta uma agenesia dos incisivos laterais com um diastema importante na linha média. O tratamento ortodôntico permitiu recriar o espaço necessário para a realização de duas coroas implanto-suportadas que substituem os dois incisivos laterais

1.1. Tratamento do diastema

O diastema da linha média da maxila é uma queixa estética comum dos pacientes. Vários factores podem causar um diastema que pode exigir intervenção. O fechamento do diastema da linha média maxilar com um frênulo proeminente é geralmente feito com frenectomia e tratamento ortodôntico concomitante e, em alguns casos, é necessário tratamento protético. [5]

1.2 Correção dos eixos dos dentes do pilar:

O objetivo do tratamento é reabrir o espaço insuficiente para colocar um elemento protésico e endireitar o eixo para limitar a preparação coronária e respeitar o princípio da economia de tecidos.

1.3 Ingresso ortodôntico

Muitos pacientes consultam com dentes super-erupcionados devido a perdas dentárias precoces e, por vezes, entram em contacto com a mucosa mandibular, comprometendo a restauração de um dente funcional. (Fig. 21)

Em casos simples, pode ser possível restaurar o espaço protético necessário através de uma ameloplastia. Em casos mais avançados, esta solução implicaria preparar de forma importante o dente antagónico até provocar a sua desvitalização e fazer uma coroa. O advento da ancoragem intra-óssea como um parafuso no campo da ortodontia participou amplamente na evolução do manejo terapêutico, pois pode corrigir o plano oclusal e criar uma altura protética suficiente. [6]

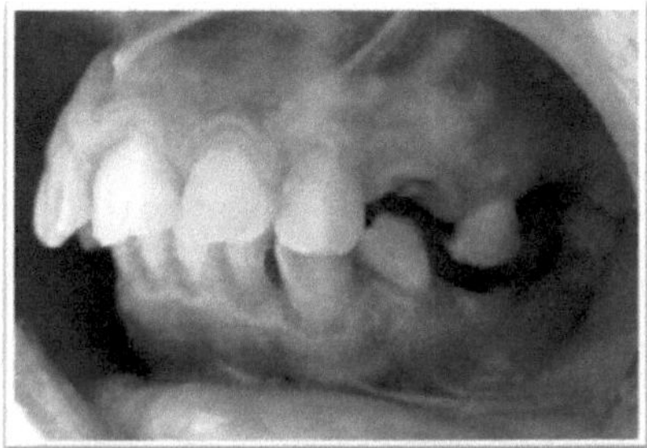

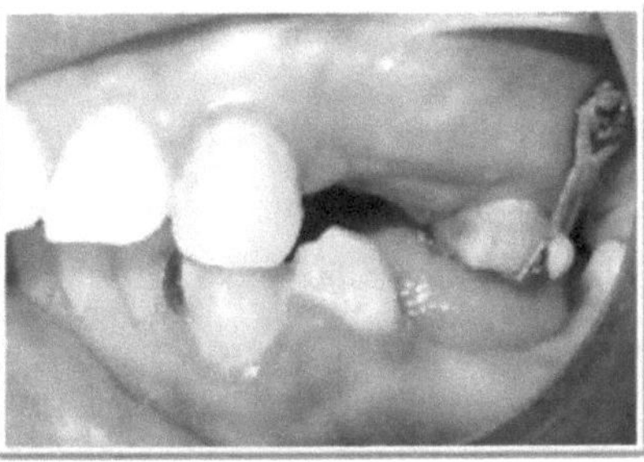

Fig. 21: Ingresso ortodôntico de um molar supererupcionado com mini-implante

1.4. extrusão ortodôntica

A extrusão ortodôntica é um procedimento conservador; pode constituir uma alternativa à cirurgia periodontal extensa e à extração. Esta terapia oferece um método de tratamento de dentes fracturados quando a linha de fratura se encontra perto da crista alveolar, uma vez que esta situação é insatisfatória para a restauração do dente, uma vez que as restaurações irão colidir com a largura biológica. [7]

1.5 Recuperação de dentes retidos:

No contexto de uma grande lacuna ou lacuna terminal, a tração dos dentes incluídos permite a realização de uma prótese fixa através da recriação de um dente pilar adicional.

REFENRÊNCIAS

1. PK Sharma P Sharma

Estética do sorriso dentário: a avaliação e criação do sorriso ideal Seminários em Ortodontia, Vol 18, N 3 (setembro), 2012pp193-201.

2. C Lies, S Fernandez, M Limme

Otimização das técnicas de proteção da reabilitação oral graças à ortodontia: análise de um caso clínico.

Revista Médica de Liège 2008 ; 63- 10 ; 609- 14

3. Greta Yordanova

Agenesia dentária - o problema e a sua resolução na nossa prática, prevalência e relação com outras deformidades

Journal of IMAB - Annual Proceeding (Scientific Papers) 2015, vol. 21, issue 3

4. Kavadia S1, Papadiochou S, Papadiochos I, Zafiriadis L.

Agenesia dos incisivos laterais superiores: uma visão global do problema clínico. Orthodontics (Chic.). inverno de 2011;12(4):296-317

5. Huang WJ1, Creath CJ.

O diastema da linha média: uma revisão da sua etiologia e tratamento.

Pediatr Dent. 1995 maio-Jun;17(3):171-9.

6. Myriam Dib, Adrien Marinetti, Frederic Philippart

Tratamento ortodôntico pré-protético.

quintessence dentisterie restauratrice et prothese; 95volume 11 / numero 2 / mai 2017, pages 95-99

7. David W. Ivey, Richard L. Calhoun, William B. Kemp, William B. Kemp, Howard S. Dorfman, John E. Wheless. Orthodontic extrusion: Its use in restorative dentistry, Faculdade de Medicina da Virgínia, Faculdade de Medicina Dentária, Richmond, Va. ,USA,5April 1980Volume 43, Issue 4, Pages 401-407

CAPÍTULO 4

CONTRIBUIÇÃO DA PERIODONTIA

Tal como foi descrito no primeiro capítulo deste trabalho, as restaurações estéticas anteriores não podem ser um sucesso sem considerar a relação dento-gengival.

As técnicas de cirurgia plástica periodontal têm sido muito valorizadas nos últimos anos, o que tem contribuído para melhorar as abordagens multidisciplinares em medicina dentária estética.

Deve ser elaborado um plano de tratamento claro e ter em consideração todos os factores que interferem com a harmonia do sorriso.

O objetivo da cirurgia plástica periodontal expandiu-se para além do tratamento da recessão, incluindo: alongamento estético da coroa, eliminação do frénulo aberrante, cobertura de raízes expostas e gestão do rebordo alveolar.

Todos estes procedimentos têm como objetivo um resultado estético ótimo para assegurar a simetria e a harmonia entre os dentes, a gengiva, os lábios e o rosto.

Tal como foi descrito no primeiro capítulo deste trabalho, as restaurações estéticas anteriores não podem ser um sucesso sem considerar a relação dento-gengival.

As técnicas de cirurgia plástica periodontal têm sido muito valorizadas nos últimos anos, o que tem contribuído para melhorar as abordagens multidisciplinares em medicina dentária estética. [1]

Deve ser elaborado um plano de tratamento claro e ter em consideração todos os factores que interferem com a harmonia do sorriso.

O objetivo da cirurgia plástica periodontal expandiu-se para além do tratamento da recessão, incluindo: alongamento estético da coroa, eliminação do frénulo aberrante, cobertura de raízes expostas e gestão do rebordo alveolar.

Todos estes procedimentos têm como objetivo um resultado estético ótimo para assegurar a simetria e a harmonia entre os dentes, a gengiva, os lábios e o rosto.

1-PROCEDIMENTOS DE "ALINHAMENTO" DAS MARGENS GENGIVAIS:

1. 1ALONGAMENTO ESTÉTICO DA COROA

É normalmente indicada quando a largura biológica é <3mm, o que põe em risco o sucesso a longo prazo da restauração. [1,2]

O alongamento da coroa pode ser conseguido por vários meios: cirurgia periodontal, tração ortodôntica ou combinando estes dois métodos. [3,4]

De acordo com a Associação Americana de Periodontologia[5] "A cirurgia periodontal é um dos procedimentos mais comuns para o alongamento da coroa".

O alongamento da coroa pode ser efectuado apenas por razões estéticas e pode ser alargado para além do dente envolvido.[4] (Fig. 22)

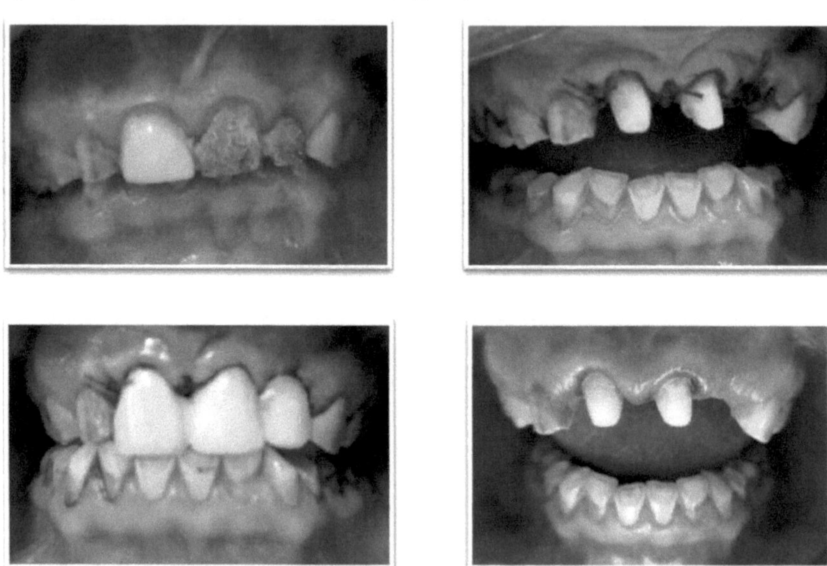

Fig. 22: caso clínico ilustra o alongamento da coroa através de gengivectomia.

Podem ser utilizadas várias técnicas cirúrgicas:

- Gengivectomia [ ]6-8

Definition	Indications	Procedures
Excision of excessive gingiva	Altered passive eruption when gingival margin covers the limits of the dental crown causing what can be termed by "short tooth syndrome"	- Surgical - Chemosurgery - Electrosurgery - Laser

Uma nova técnica protética foi recentemente descrita pelo Dr. Tsuboka[9] e designada por "adaptação biológica dos tecidos BTA", que ultrapassa as desvantagens dos procedimentos cirúrgicos. A técnica BTA imita o princípio da troca de plataforma, em que é utilizado um pilar de implante com um diâmetro inferior ao da fixação do implante para criar uma distância implante-osso funcional, que contraria a reabsorção óssea e a recessão gengival.

- Retalho reposicionado apicalmente:

Indicada quando a gengivectomia parece não ser suficiente. É geralmente associada a uma osseotomia para manter a largura biológica.

1.2ALINHAMENTO POR DESLOCAMENTO CORONAL: [10]

O retalho reposicionado coronalmente é indicado para reduzir a altura de um dente. Normalmente é associado a um enxerto de tecido mole.

2-PAPILA INTERDENTAL :

De acordo com Tarnow[10] , a presença da papila nas embrasures depende da distância entre a área de contacto e o cume da crista óssea.

A reconstrução papilar cirúrgica está mal documentada e é difícil um procedimento cirúrgico com elevada previsibilidade.

Este facto pode ser explicado pela dificuldade de assegurar um fornecimento de sangue nestas áreas durante a cirurgia. [1,11]

Assim, a atitude perante este problema é essencialmente preventiva: respeitar o septo ósseo durante a cirurgia e otimizar a utilização de provisórios.

3 - O TRATAMENTO DA CRISTA EDÊNTULA [1]

Um excesso ou uma insuficiência da crista edêntula pode levar a problemas estéticos.

Em caso de excesso, é necessária uma abordagem ressectiva. Em caso de insuficiência, podem ser utilizados métodos protésicos e cirúrgicos:

- Métodos protéticos:
- Pôntico longo, porcelana cor-de-rosa que envolve o colo do dente.
- Métodos cirúrgicos:

O aumento do volume do rebordo pode ser obtido através do aumento dos tecidos moles ou dos tecidos ósseos.

Referências:

1. cirurgia plástica periodontal (2ª Edição) - Borghetti A, Monnet- Corti V- Sodis, TL, Páginas 449, Edição: 2ª edição, Capa dura, COP.
2. Oh, S.L., Biologic width and crown lengthening: case reports and review. Gen Dent, 2010. 58(5): p. e200-5
3. Yeh. S, S. Andreana, Crown lengthening: basic principles, indications, techniques and clinical case reports. N Y State Dent J, 2004. 70(8): p. 30-6.
4. Dibart, S., et al., Alongamento da coroa em molares inferiores: uma análise radiográfica retrospetiva de 5 anos. J Periodontol, 2003. 74(6): p. 815-21.
5 . academia americana de periodontologia (2003) manutenção periodontal (documento de posição) J periodontal 74:1395_1401.
6. Kumar, P., V. Rattan, e S. Rai, Avaliação comparativa da cicatrização após gengivectomia com electrocautério e laser. J Oral Biol Craniofac Res, 2015. 5(2): p. 69-74.
7. Haytac, C.M., et al., Abordagem de tratamento combinado de gengivectomia e laser de CO2 para o crescimento gengival induzido por ciclosporina. Quintessence Int, 2007. 38(1): p. e54-9.
8. Verardi, S., et al., Sorriso gengival e síndrome do dente curto - Parte 2: Abordagens cirúrgicas periodontais no tratamento interdisciplinar. Compend Contin Educ Dent, 2016. 37(4): p. 247-251;quiz252.
9 . Tsubota K, Ten-year clinical observation of a porcelain laminate veneer seated with biological tissue adaptation (BTA) technique, Journal of Oral Science, Vol. 59, No. 2, 311-314, 2017.
10. Tarnow, D.P., Magner, A.W, Fletcher P, The effect of the distance from the contact point to the crest of bone on the presence or absence of the interproximal dental papilla. J Periodontol, 1992 Dez; 63 (12): 995-6.
11. Chang LC. A associação entre a morfologia da embrasura e a recessão da papila central. Journal of clinical periodontology. 2007;34(5):432-6.

CAPÍTULO 5

CONTRIBUIÇÃO DA ODONTOLOGIA E ENDODONTIA CONSERVADORAS

1. TRATAMENTO ENDODÔNTICO NÃO CIRÚRGICO

Os tratamentos endodônticos são normalmente praticados para tratar a inflamação pulpar e a periodontite apical, mas também podem ser indicados por razões protéticas.

De facto, o estudo de jackson et al em 1992 mostrou que 5,7% dos dentes preparados vitais tinham complicações pulpares que requeriam tratamento endodôntico. [1]

Vamos detalhar algumas indicações do tratamento endodôntico não cirúrgico

1.1. Dens invaginatus

O Dens invaginatus (DI) é uma anomalia da odontogénese devida à invaginação da coroa e/ou da superfície da raiz antes da mineralização. A prevalência do DI varia de 0,3% a 10% . [2]

Esta anomalia afecta principalmente os incisivos laterais superiores, seguidos dos incisivos centrais superiores, sendo rara nos caninos, pré-molares e molares.

Pode ser acompanhada por outras anomalias dentárias, como a microdontia ou a macrodontia.

Um estudo de Ridell et al. (2001) relatou que 11,3% dos dentes afectados pelo dens invaginatus desenvolveram problemas pulpares. [3]

De acordo com a classificação de Oehlers (1957)[4] , com base no exame radiológico, existem três tipos de invaginações:

Tipo I:

Uma imagem radiolúcida linear da fissura confinada à coroa.

Tipo II:

Uma projeção radiopaca (densidade semelhante à do esmalte) entra no espaço pulpar, variando em forma e profundidade, possivelmente com um núcleo central de radiolucência.

A junção esmalte-cemento é um limite para dividir esta apresentação em CDI tipo I ou CDI tipo II.

Uma bolsa radiolúcida com um bordo radiopaco estende-se para o interior da raiz como um saco cego, com variação de profundidade abaixo da junção esmalte-cemento, mas sem atingir a área apical e sem ligação ao ligamento periodontal.

Tipo III:

A invaginação pode apresentar uma área radiolucente (o canal invaginado) rodeada por um bordo radiopaco. A posição relativa da invaginação e do canal principal pode ser diferente, mas não existe comunicação entre o canal invaginado e o canal principal.

O tratamento endodôntico é necessário, tanto para a invaginação como para a polpa, tendo em conta a complexidade da anatomia do dente.

É indispensável utilizar novas técnicas de preparação e instrumentos especiais (por exemplo, a ultrassonografia), bem como um microscópio operatório[5] . É judicioso encaminhar o doente para um especialista.

De acordo com A. Keles, o tratamento endodôntico das invaginações do tipo III pode ser realizado com instrumentos manuais, NiTi rotativos e com a utilização de pontas de liga ultra-sónica, que é a mais recomendada.

Por outro lado, a utilização de instrumentos rotatórios na lesão não é recomendada devido à complexidade da anatomia ductal, à presença de um revestimento de esmalte à luz da invaginação e à forma inconsistente, que pode causar fratura instrumental. [6]

1.2 Tratamento das lesões traumáticas dentárias:

O tratamento de doentes com lesões traumáticas é sempre uma tarefa difícil. É necessário o envolvimento de diferentes especialidades, como a prótese dentária, a endodontia, a ortodontia e a periodontia. No tratamento destes casos, são tidos em conta diferentes factores, como a idade do doente, a forma da raiz, a condição periodontal do dente afetado e o tipo de traumatismo. Em função destes factores, as modalidades de tratamento podem ser diferentes. [7]

Normalmente, em casos de traumatismo em dentes imaturos, o ápice pode permanecer aberto, o que pode complicar o tratamento do canal radicular por causar o extravasamento do cimento para os tecidos perirradiculares. (Fig. 23, 24, 25)

Por isso, para permitir uma obturação segura do canal radicular, algumas técnicas têm sido recomendadas, como a adaptação térmica ou química da guta-percha no terço apical radicular.

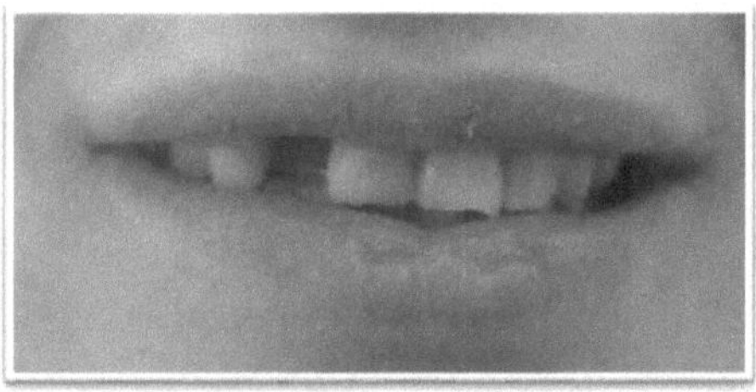

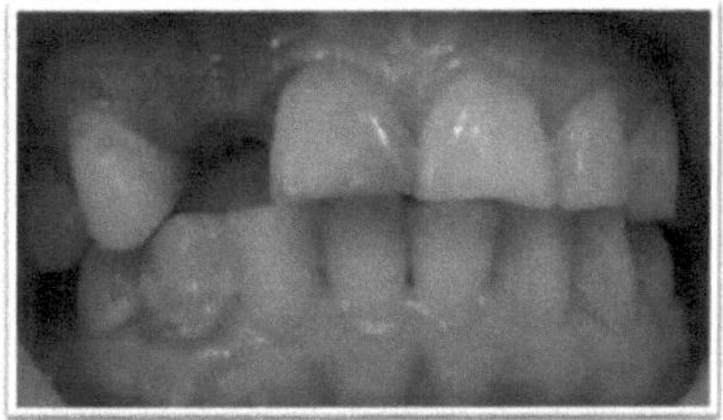

Fig. 23: Caso clínico: uma mulher de 26 anos consultada para substituir o incisivo lateral por um incisivo central descolorido na sequência de um traumatismo aos oito anos de idade

Fig. 24: A radiografia peri apical revelou um ápice aberto ao nível do incisivo central

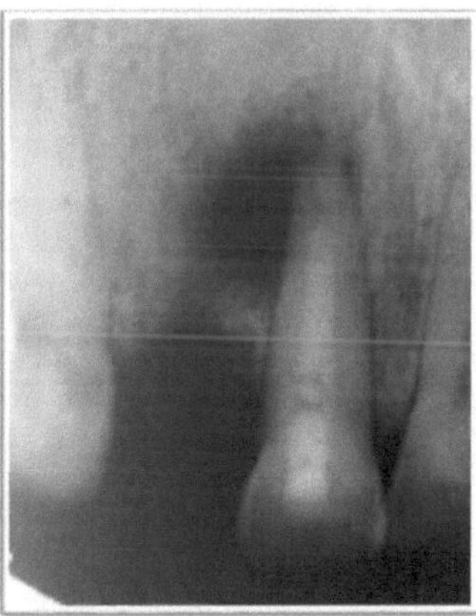

Fig. 25: Após a conclusão do tratamento do canal radicular da parte central superior

fracturada

2. BRANQUEAMENTO DE DENTES DESCOLORADOS : [8]

Face aos dentes descolorados, o clínico deve respeitar o que chamamos de "gradiente terapêutico

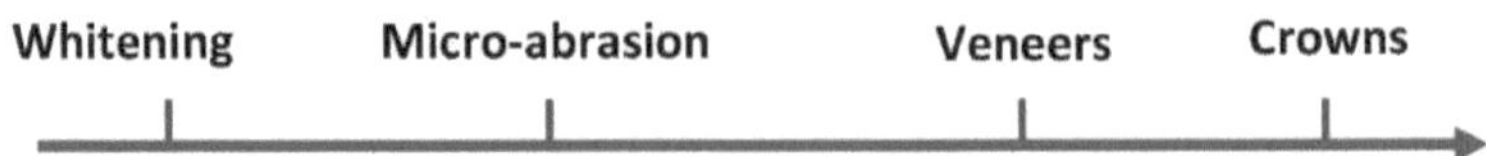

Assim, a restauração estética na presença de dentes descoloridos é um desafio para o clínico, que tem como objetivo utilizar métodos tão minimamente invasivos quanto possível e preservar o tecido dentário.

Isto é feito através da utilização de materiais opacos, como a zircónia, que podem disfarçar a descoloração dos dentes.

No entanto, isso não oferece um resultado estético ótimo, pelo que deve haver o envolvimento de outra especialidade e a realização de um branqueamento dentário, seguido da utilização de uma cerâmica de vidro em simultâneo, para se obterem excelentes resultados estéticos

Existem dois tipos principais de procedimentos de branqueamento:

-**Branqueamento não vital** (Fig. 26, 27, 28, 29, 30, 31) que é efectuado num dente que foi submetido a um tratamento de canal, pelo que, em alguns casos, foi efectuado um branqueamento interno para tratar a descoloração devida à pigmentação secundária à necrose pulpar.

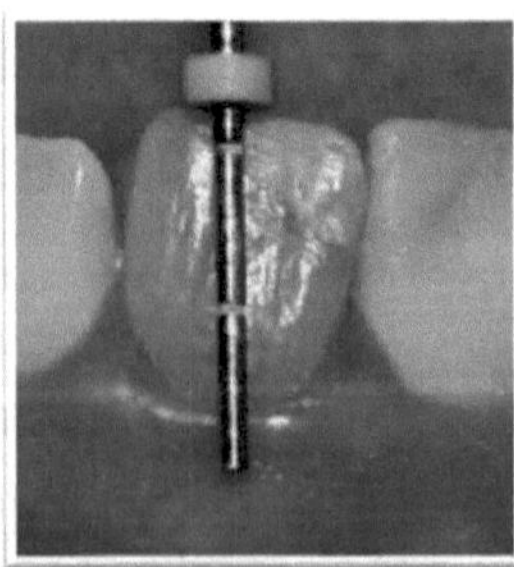

Fig. 26: Sondagem com barreira de registo utilizando um batente de borracha para identificar o deph labial

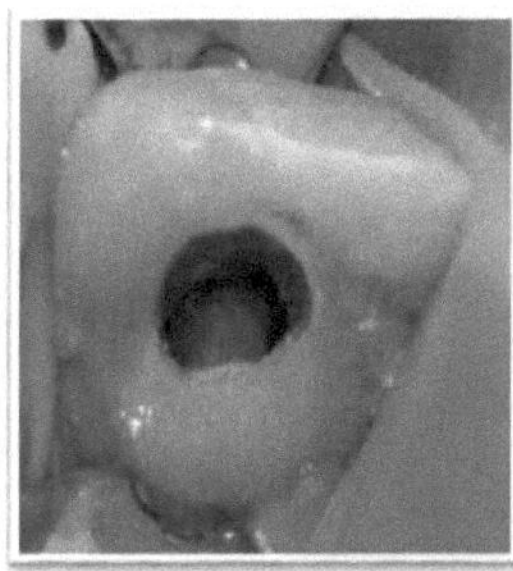

Fig 27:Gestão do contorno da barreira interna

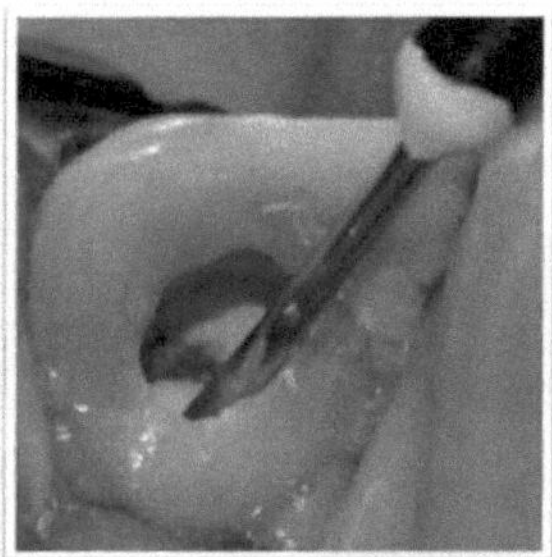

Fig. 28: Colocação de material de barreira (hidróxido de cálcio claro)

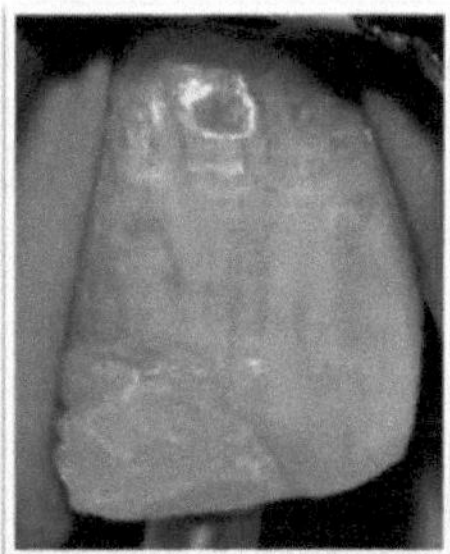

Fig. 29: Encaixe do material de branqueamento na câmara pulpar (utilizando uma seringa de peróxido de hidrogénio fresco a 37%) Pressione o agente de branqueamento contra a parede labial

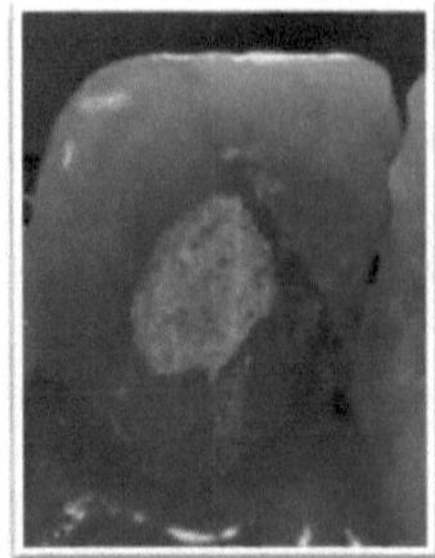

Fig. 30: Fecho da cavidade de acesso com um material de enchimento temporário

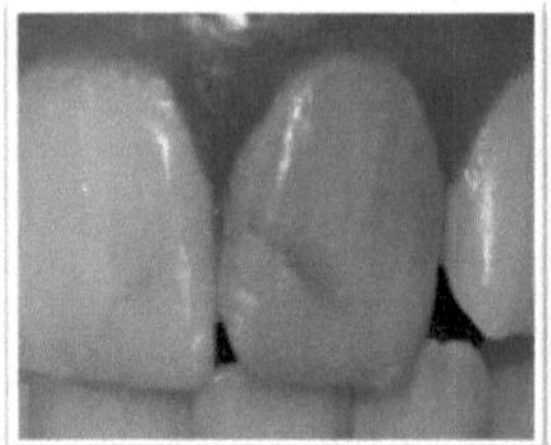
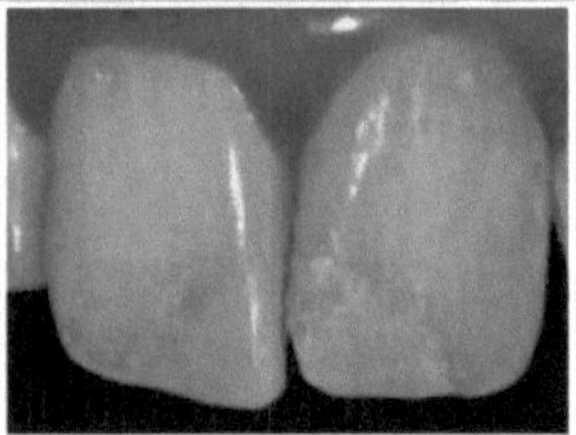
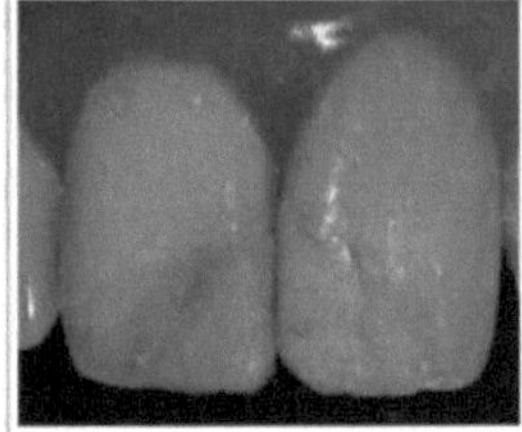

Fig 31: sessões de branqueamento (caso tratado pela Dra. Salima Bouaziz)

- **Branqueamento vital:** é efectuado em dentes que têm nervos vivos, especialmente em casos de fluorose dentária, tetraciclina...(Fig. 32)

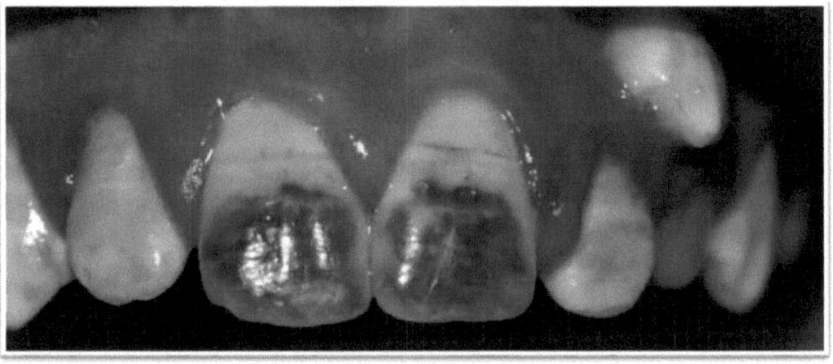

Fig. 32: Caso de fluorose

REFERÊNCIAS

1. Jackson CR1, Skidmore AE, Rice RT.

   Avaliação pulpar de dentes restaurados com próteses fixas.

   J Prosthet Dent. 1992 Mar;67(3):323-5.

2. Zhu J1,2, Wang X1, Fang Y1, Von den Hoff JW3, Meng L1

Uma atualização do dens invaginatus no diagnóstico e tratamento

Aust Dent J. 2017 Mar 17

3. Alani & K. Bishop

Dens invaginatus. Parte 1: classificação, prevalência e etiologia

International EndodonticJournal, 41, 1123-1136, 2008

4. Manuela Baumgart Stefan Hanni Beat Suter Markus Schaffner Adrian Lussi

Dent invaginee (densinvaginatus) Revisão da literatura - recomendações diagnósticas e terapêuticas

Rev Mens Suisse Odontostomatol Vol. 119 7/2009

5. Girsch WJ, mcclammy TV

Remoção microscópica de dens invaginatus

J Endod. 2002 Apr;28(4):336-9

6. Kelesı F. Cakıcı

Tratamento endodôntico de um incisivo lateral superior com polpa vital, lesão perirradicular e dens invaginatus tipo III: relato de caso

Revista Internacional de Endodontia, 43, 608-614, 2010

7. Diangelis AJ, Andreasen JO, Ebeleseder KA, Kenny DJ, Trope M, Sigurdsson A, et al.

Diretrizes da Associação Internacional de Traumatologia Dentária para o tratamento de lesões dentárias traumáticas: 1. Fracturas e luxações de dentes permanentes.

Dent Traumatol 2012;28:2-12.

8. Niladrimaiti, Utpal Kumar Das

Branqueamento de dentes vitais: relato de um caso

Revista Americana de Avanços em Ciências Médicas www.arnaca.com Vol-2: No-

1: 1

6: 201

CAPÍTULO 6

CASOS CLÍNICOS

RELATÓRIO DE CASO 1

Uma paciente do sexo feminino, de 23 anos de idade, com um historial clínico normal, apresentou-se no departamento de prótese fixa com uma exigência estética. A sua principal queixa era recuperar o seu sorriso, considerado inestético, uma vez que os dois incisivos laterais superiores apresentavam uma forma riziforme (Figuras 33 e 34).

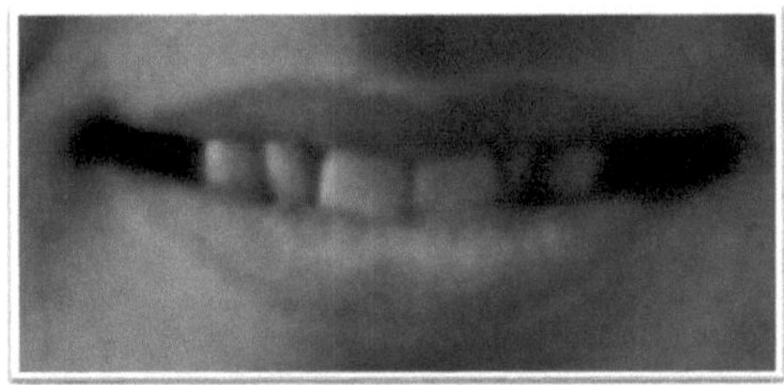

Fig 33: Vista frontal

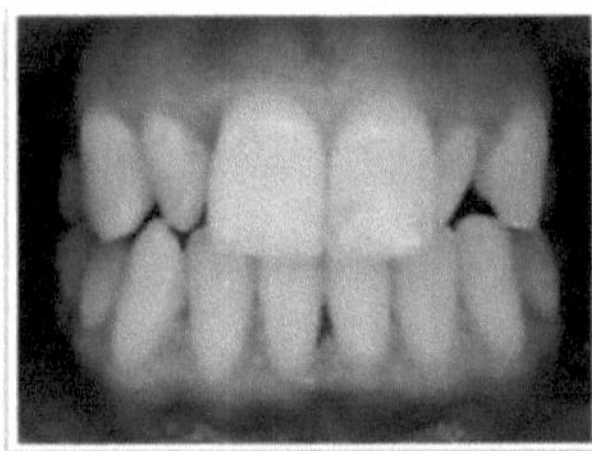

Fig. 34: O sorriso inicial

Um exame clínico completo revelou uma boa higiene, uma linha de sorriso de tamanho médio com dois incisivos laterais superiores riziformes, e 12 com ligeira discromia.

O teste de vitalidade revelou uma necrose do 12, enquanto o 22 estava vital.

Os 12 apresentaram uma invaginação do tipo III (Figura 35)

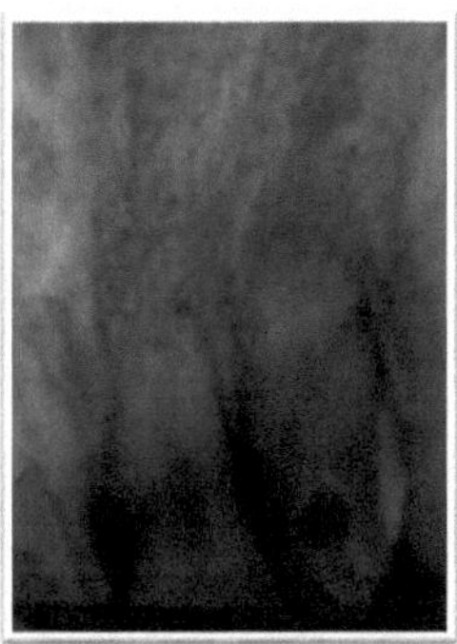

Fig 35 : Rádio peri apical na 12: invaginação

Após o exame clínico, a decisão protética foi a realização de duas coroas de cerâmica pura nos 12 e 22, usando o sistema IPS e.max CAD reforçado com dissilicato de lítio.

Os eixos dos dois incisivos laterais superiores foram corrigidos com tratamento ortodôntico fixo de curta duração, obtendo-se uma posição dentária estética e adequada (Figura 36).

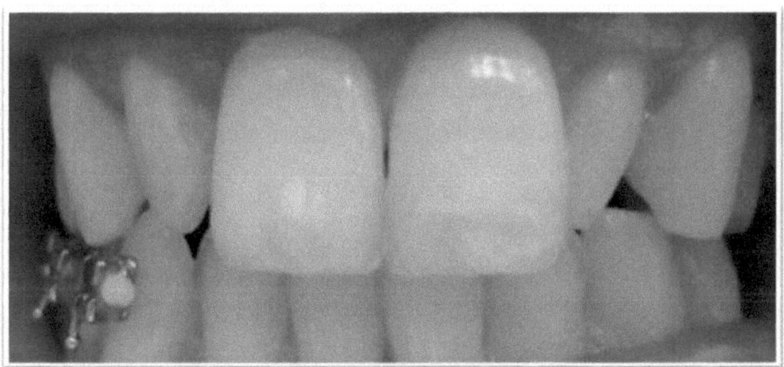

Fig. 36: Resultado após tratamento ortodôntico

Após a descolagem ortodôntica, observou-se a presença de manchas brancas, principalmente nos incisivos centrais (Figura 37).

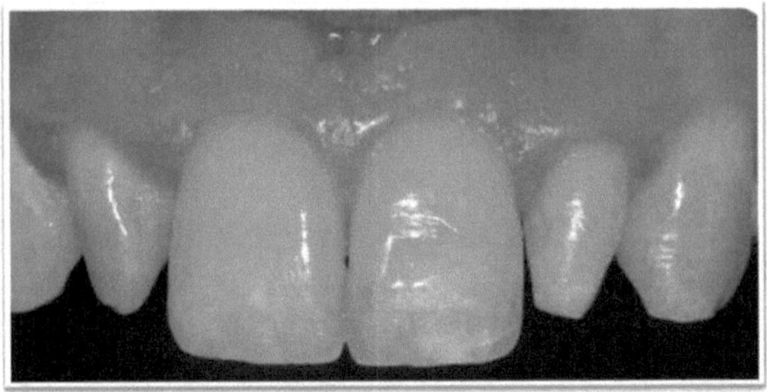

Fig. 37: Manchas brancas

O branqueamento dentário foi efectuado com peróxido de carbamida a 10%, com calhas ambulatórias durante a noite, durante 15 dias. A paciente voltou para sessões de controlo uma vez por semana para avaliar os efeitos do branqueamento. Foram-lhe dados alguns conselhos relativos à utilização do gel, à limpeza da goteira, aos riscos de sensibilidade e ao controlo da dieta, de modo a evitar alimentos muito manchados, como o chá e o café[14] . Mas o resultado do branqueamento não foi suficientemente satisfatório, tendo a paciente recusado corrigir a cor dos dois incisivos centrais com facetas.

Em seguida, o paciente foi encaminhado para tratamento restaurador, e foi feito um tratamento endodôntico do 12 usando um microscópio (Figura 38).

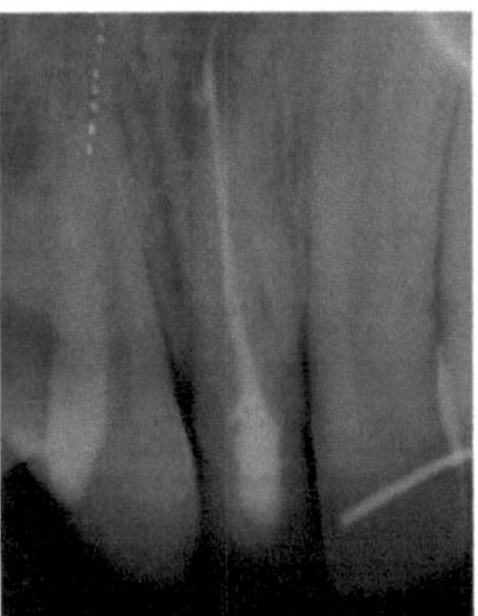

Fig. 38: Vista periapical após tratamento endodôntico

Em seguida, os dois incisivos laterais foram preparados de acordo com as diretrizes das restaurações de cerâmica pura:

0,8 a 1 mm de chanfro circunferencial, uma redução axial de 1,5 mm com conicidade de dez graus e uma redução oclusal de 1,5 mm utilizando instrumentos de corte rotativos diamantados. No aspeto vestibular das restaurações, as margens foram localizadas 0,5 mm subgengivalmente por razões estéticas e supragingivalmente no aspeto lingual. Todas as arestas vivas foram arredondadas e alisadas (figura 39).

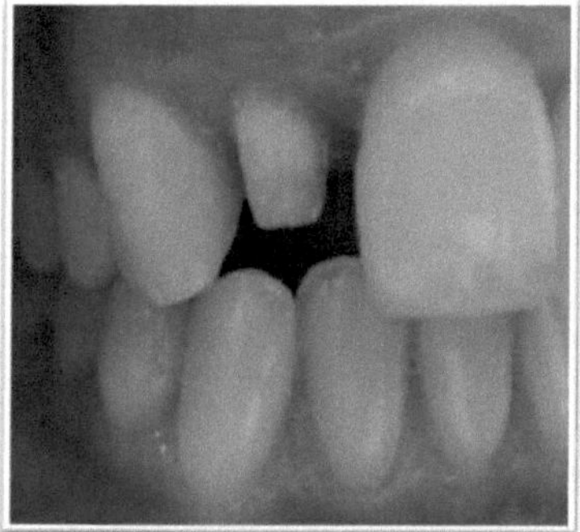
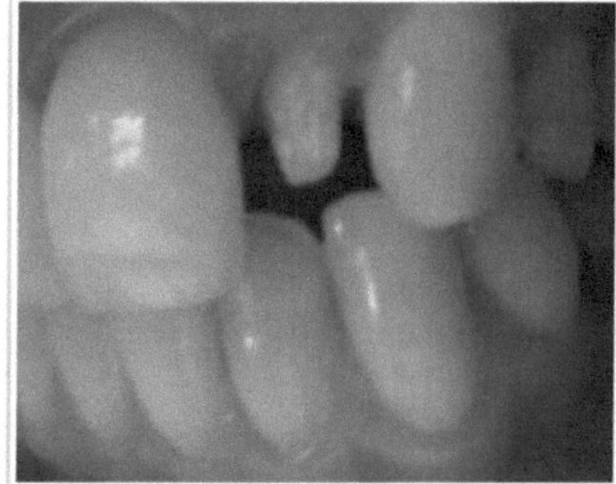

Fig. 39: Preparação dos dentes

Foram cimentadas duas coroas provisórias para melhorar o aspeto estético do sorriso do paciente. (Figura 40)

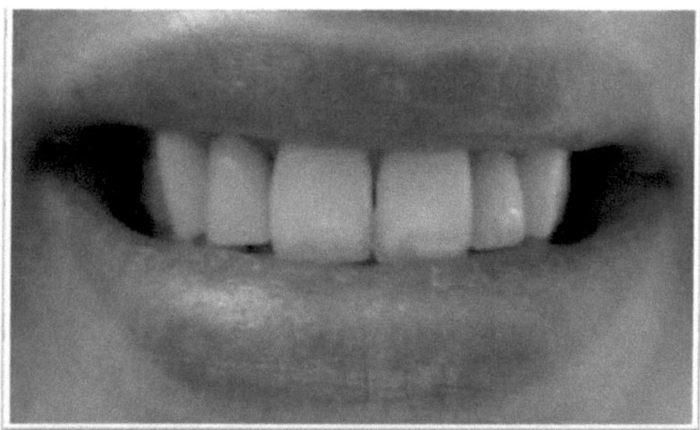

Fig. 40: Prótese provisória

Após uma dupla retração do cordão gengival, foi feita uma moldagem mista dupla simultânea com silicone A. leve e pesado (figura 41)

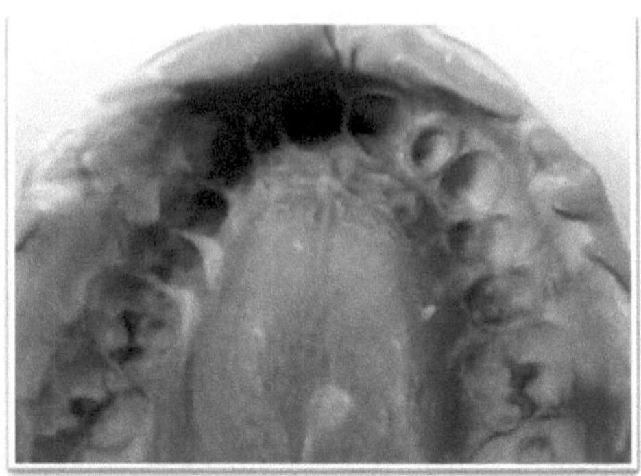

Fig. 41: Uma impressão dupla mista simultânea

Para a cor das duas coroas, a paciente foi colocada diante de duas opções: reproduzir as manchas brancas que apareceram nos incisivos centrais após o tratamento ortodôntico ou escolher apenas a cor de base. Durante a confeção das coroas provisórias, essas manchas foram reproduzidas na 22 e não na 12 para facilitar a escolha entre essas duas opções (Figura 42), e finalmente ela optou por não reproduzir essas manchas brancas.

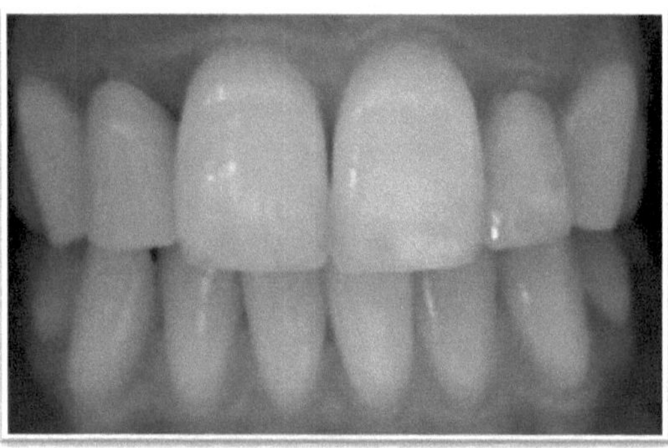

Fig. 42: Coroa provisória do 22

Em seguida, foi realizado um molde de trabalho (figura 43) e digitalizado, a coroa foi desenhada em função da cor escolhida, fresada por CAD/CAM (figura 44) e verificada intraoralmente para controlar a adaptação das margens gengivais, a restauração das áreas dos pontos de contacto, a abertura do espaço gengival, a oclusão estática e dinâmica, especialmente a orientação do canino, o esquema oclusal foi identificado utilizando papel articulador. De seguida, a cor e a estética são bem verificadas (figura 45).

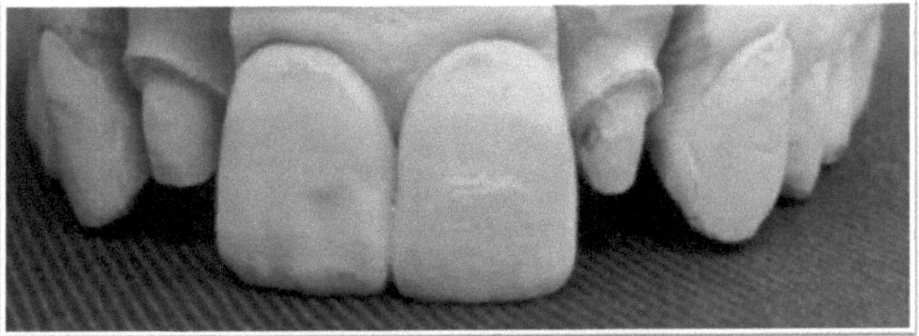

Fig. 43: Molde de trabalho

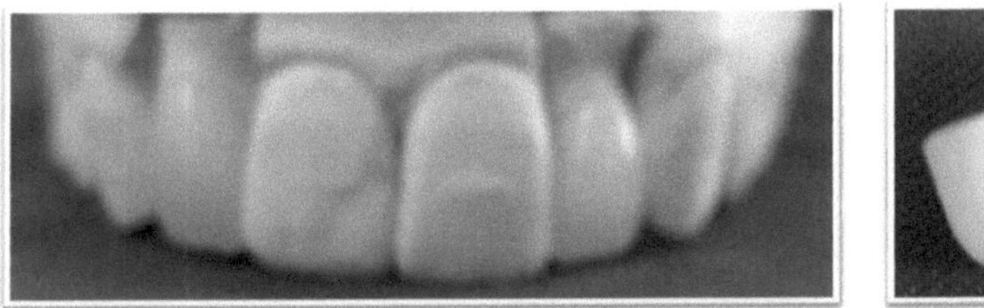
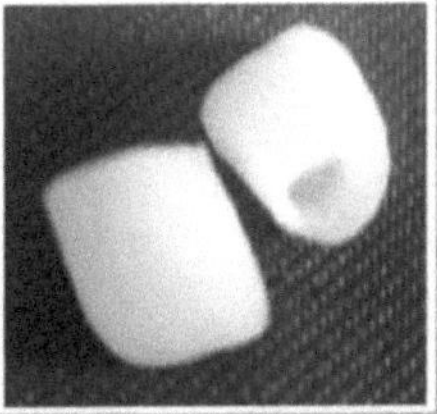

Fig. 44: Realização de duas coroas totalmente cerâmicas pelo sistema E max CAD

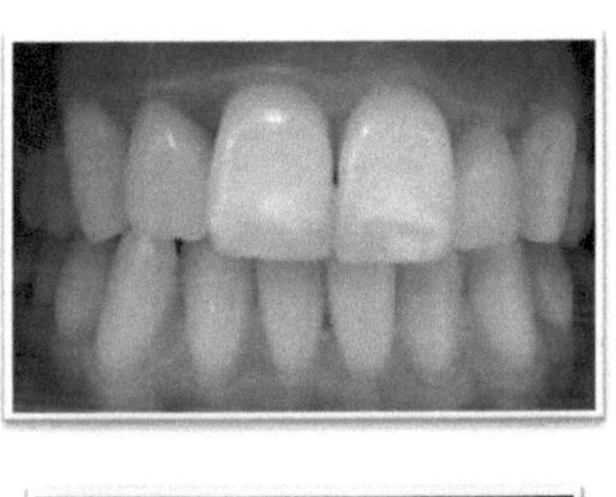
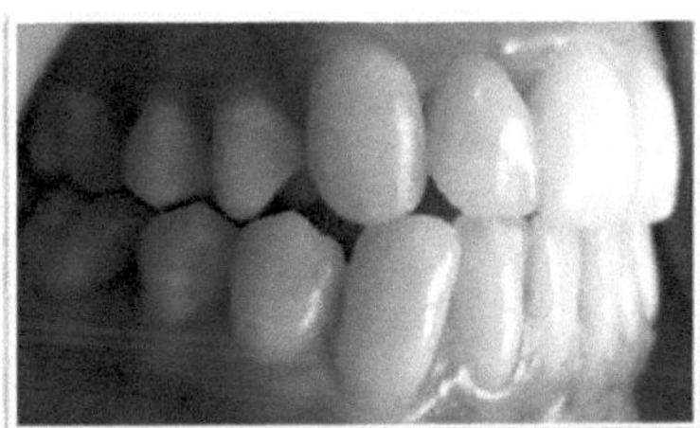
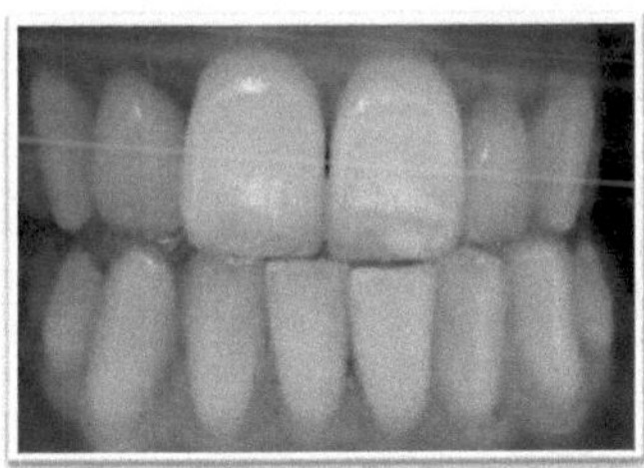
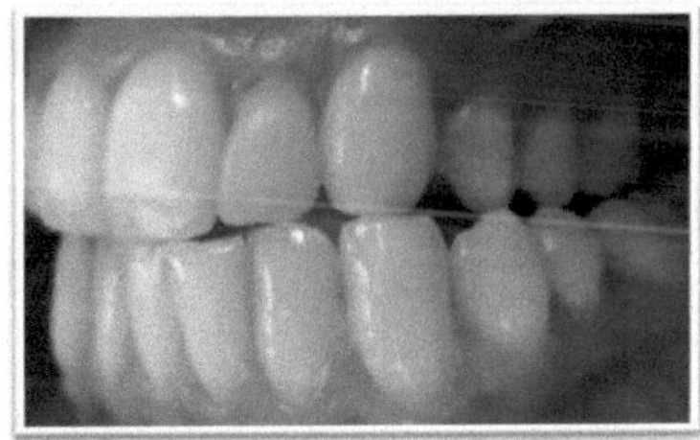

Fig. 45: Controlo intra-oral das coroas

Após a estratificação das facetas, as duas coroas foram coladas com uma resina de ligação (figuras 46 e 47).

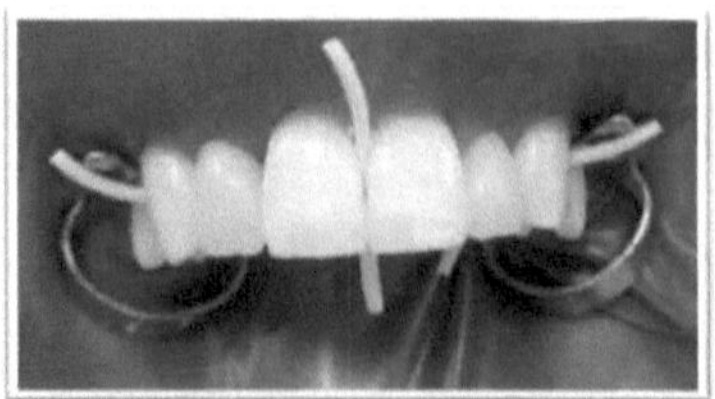

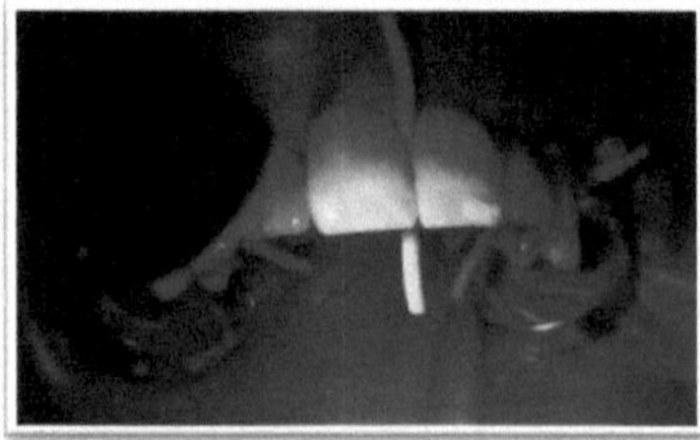

Fig. 46: Colagem de coroas

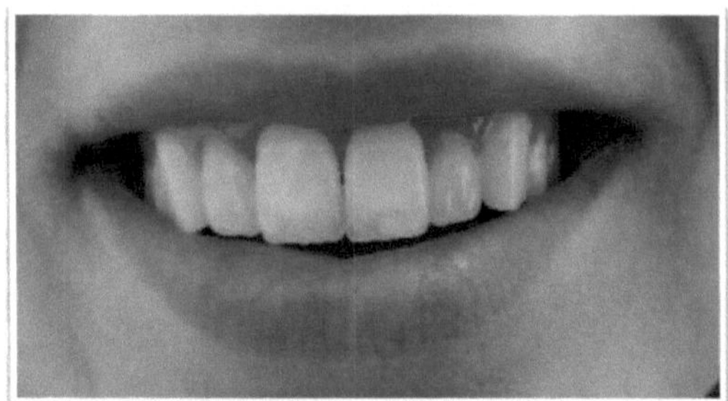

Fig. 47: Integração estética e biológica da restauração final

RELATÓRIO DE CASO 2

Uma doente do sexo feminino, de 26 anos de idade, com um historial clínico normal, apresentou-se no departamento de prótese fixa com exigências estéticas. A sua principal queixa é fechar o diastema e obter um sorriso bonito (figuras 48 e 49).

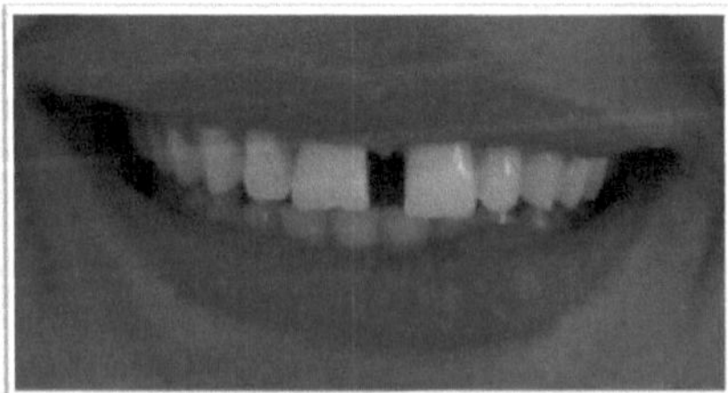

Fig 48: O sorriso inicial

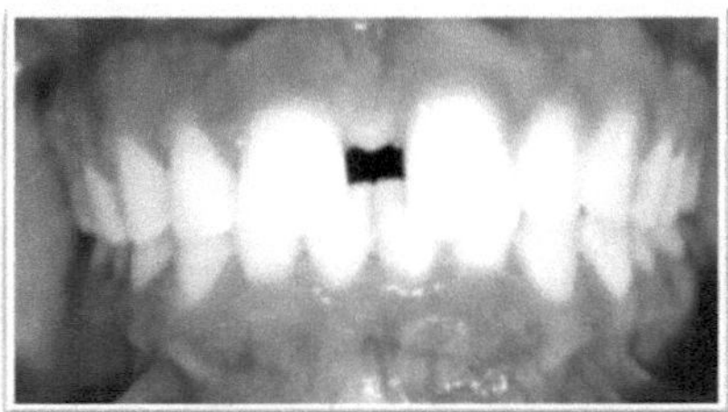

Fig. 49: Vista frontal

Um exame clínico completo revelou uma boa higiene, uma linha de sorriso de tamanho médio com um grande diastema na linha média do maxilar.

O exame de oclusão mostrou um overjet zero.

A decisão protética foi a realização de facetas nos incisivos superiores após a distribuição dos espaços com tratamento ortodôntico fixo (Figura 50).

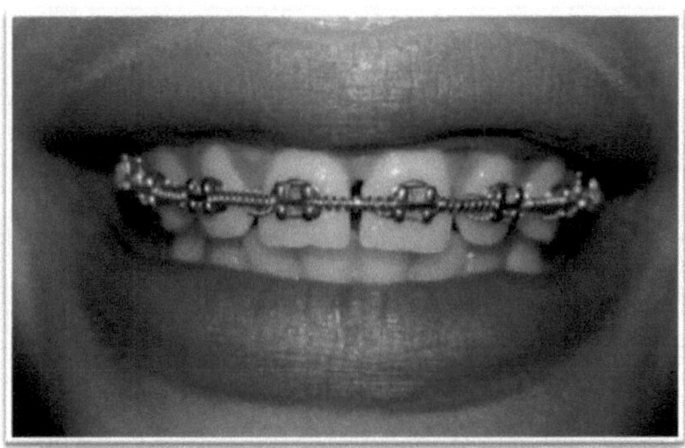

Fig. 50: Resultado após tratamento ortodôntico

Antes da descolagem ortodôntica, foi realizada uma frenectomia labial superior, para evitar a recidiva do diastema (Figuras 51 e 52).

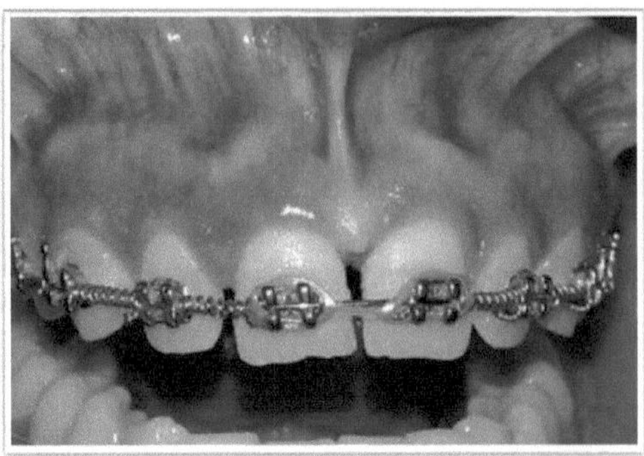

Fig. 51: Frênulo labial do maxilar

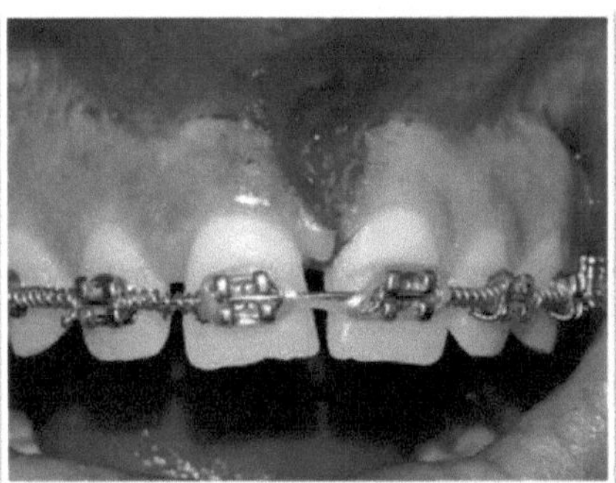

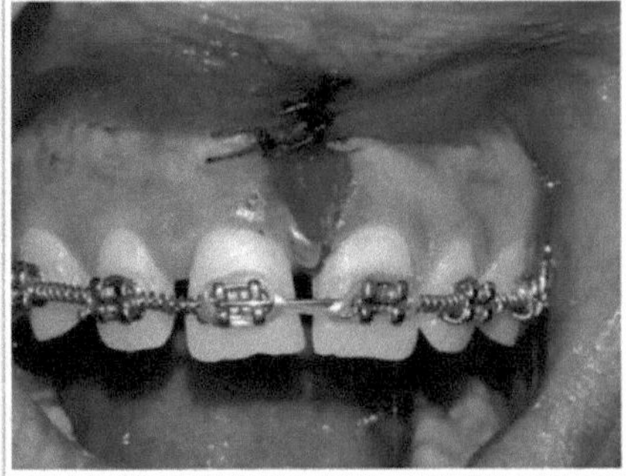

Fig. 52: Frenectomia labial superior

De seguida, os incisivos maxilares foram preparados (Figura 53).

A linha de acabamento cervical das facetas de cerâmica é colocada supragengivalmente. Esta é uma vantagem importante para a saúde periodontal e para a biocompatibilidade e é possível porque as margens supragengivais das facetas cerâmicas podem ser totalmente indetectáveis se for utilizada porcelana cervical transparente (efeito "lente de contacto").

Quando é necessário modificar o contorno do dente e fechar diastemas, a linha de acabamento interproximal tem de ser levada para a superfície palatina. Isto proporcionará ao técnico dentário a liberdade necessária para a modificação do contorno do dente, evitando saliências interproximais de cerâmica que fecham abruptamente os espaços indesejados, permitindo assim um perfil de emergência mais suave das facetas.

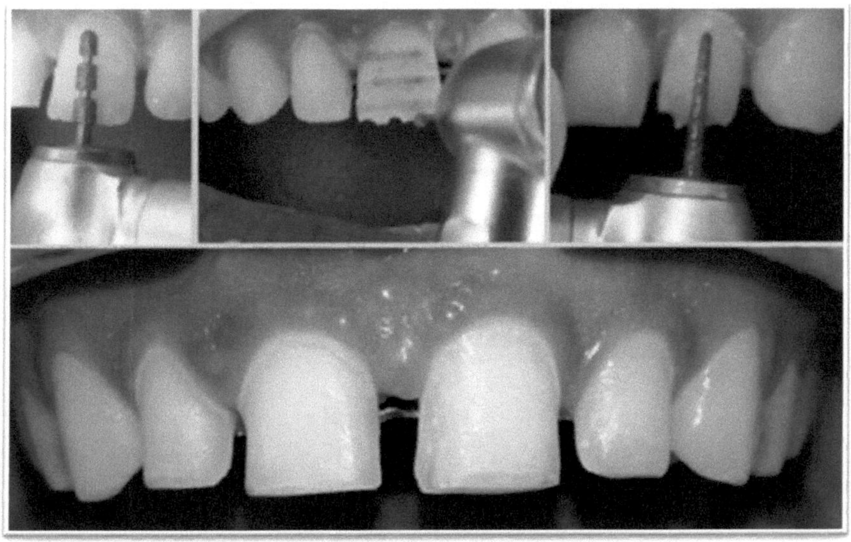

Fig. 53: Preparação dos dentes

Após uma retração dupla do cordão gengival, foi feita uma impressão mista dupla simultânea utilizando silicone A. leve e pesado (figura 54)

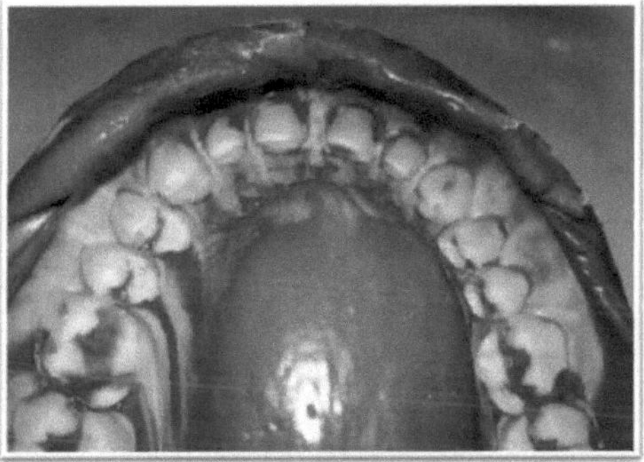

Fig. 54: Uma impressão mista dupla simultânea

Em seguida, foi efectuado um molde de trabalho e digitalizado. As facetas foram concebidas em função da cor escolhida e fresadas por CAD/CAM.

Ao colar um revestimento cerâmico, é imperativo um isolamento adequado. Recomenda-se vivamente a utilização de um dique de borracha.

A preparação é limpa com pedra-pomes, enxaguada e seca. A superfície interna da restauração é então condicionada com ácido fluorídrico, após o que é novamente enxaguada e seca.

Aplica-se um agente de acoplamento de silano nas superfícies gravadas e deixa-se secar ao ar. As recomendações para o tempo de aplicação do silano variam entre 30 segundos e 2 minutos (figura 55).

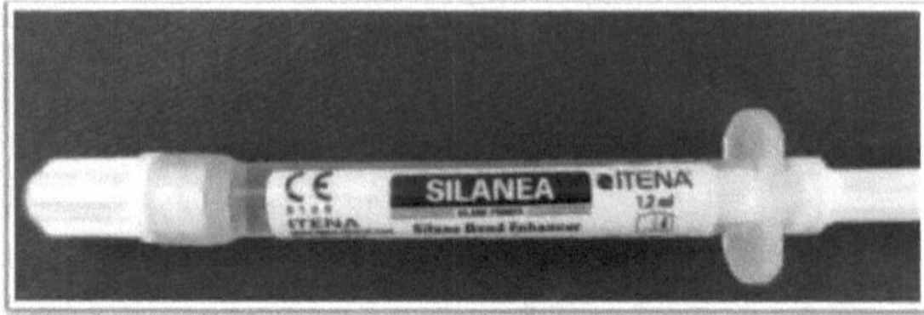

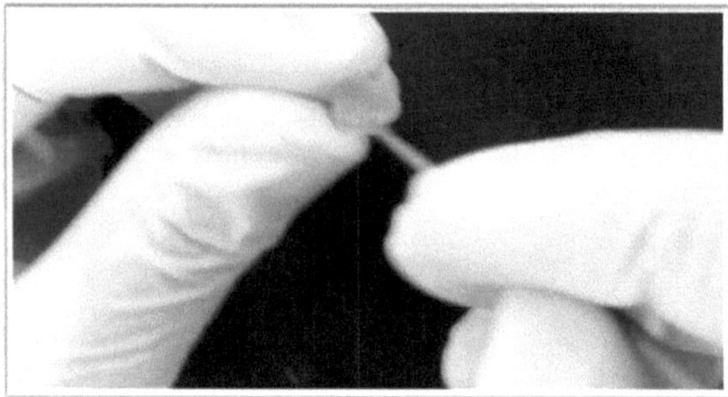

Fig. 55: Aplicação do silano

A preparação é preparada de acordo com as recomendações do fabricante (figura 56) com o condicionamento ácido, o primário e a colagem adequados. O agente de ligação de resina é então aplicado ao revestimento ou ao preparo.

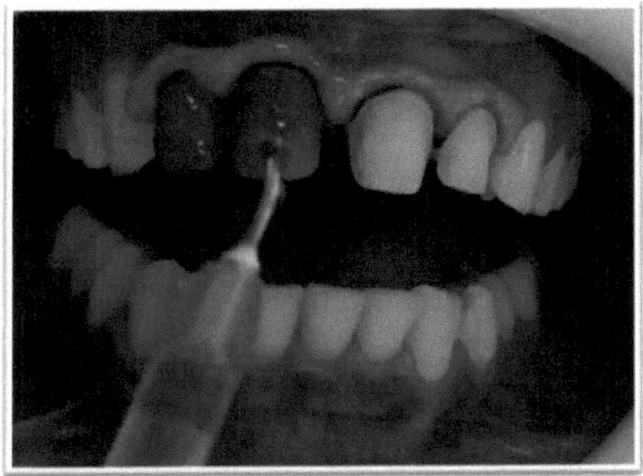

Fig. 56: O tratamento da superfície dentária

A coroa é assente e o excesso de material de ligação é removido. A restauração deve ser suportada enquanto a resina está a curar.

Os excessos grosseiros de resina podem ser removidos após uma polimerização pontual, antes da polimerização completa da resina, mas deve ter-se cuidado para não causar deficiências inadvertidas na interface dente-restauração. A polimerização ligeira é então efectuada de acordo com as recomendações do fabricante da resina. Qualquer flash residual pode ser removido com um bisturi ou uma cureta adequada (figura 57).

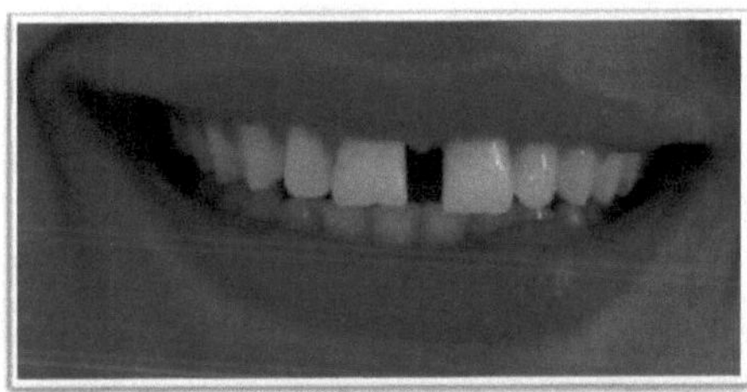

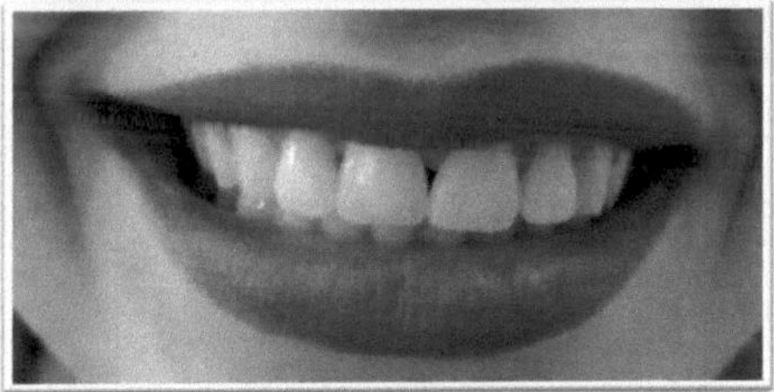

Fig. 57: Sorriso do paciente após tratamento de restauração

RELATÓRIO DE CASO 3:

Uma doente de 52 anos de idade, com um historial médico normal, foi consultada no departamento de prótese fixa para substituir a sua ponte defeituosa. A ponte antiga não era retentiva e era inestética (figura 58).

Quando o paciente sorri, vemos uma linha média desviada, os incisivos laterais têm praticamente as mesmas proporções que os centrais. Quando a ponte foi removida, a crista edêntula parecia estar muito desenvolvida; a impressão do pontis era muito visível e a altura dos dentes pilares era insuficiente, o que explica o afrouxamento da ponte (figura 59).

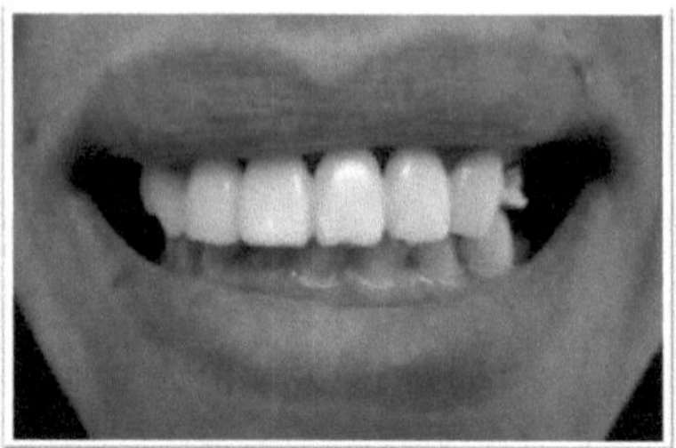

Fig. 58: Ponte defeituosa

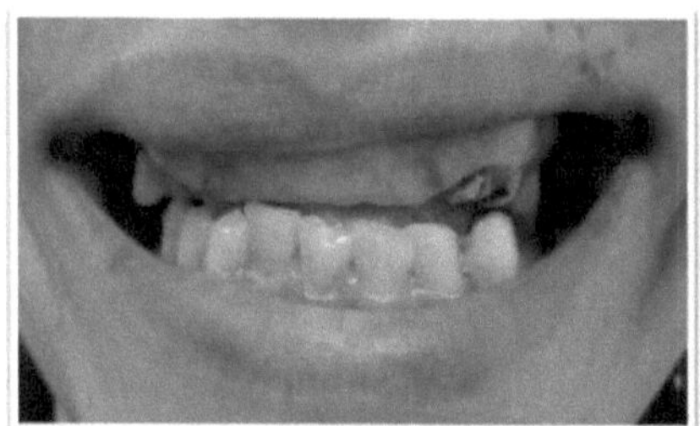

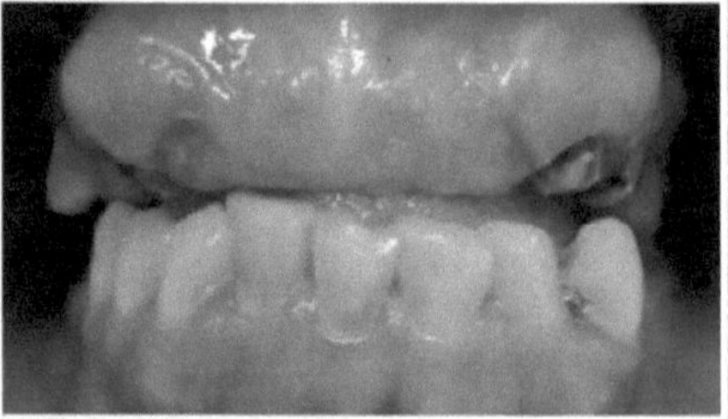

Fig. 59: A crista edêntula com a impressão do pontis

Uma cirurgia plástica pré-protética foi indicada e interessou ao mesmo tempo a crista edêntula e os pilares: uma cirurgia ressectiva da crista edêntula associada ao procedimento de alongamento da coroa (figuras 60,61,62).

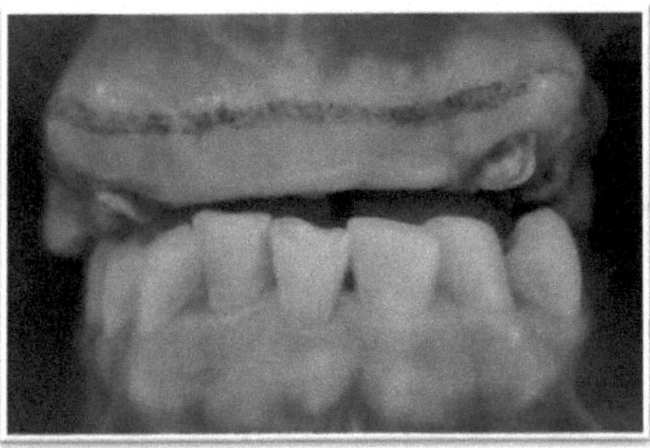

Fig. 60: Com uma caneta dermográfica desenhámos a quantidade de tecido a eliminar

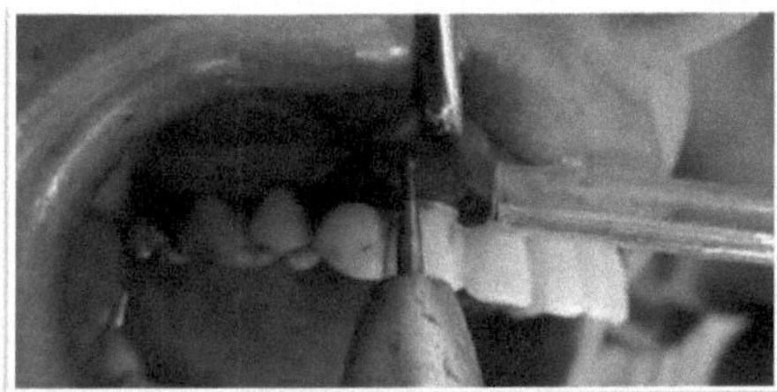

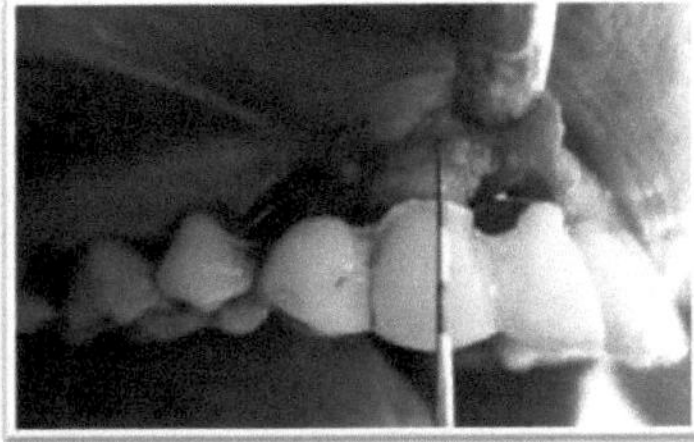

Fig. 61: Procedimento de alongamento da coroa. Os provisórios foram colocados para ajudar o cirurgião a localizar os limites futuros.

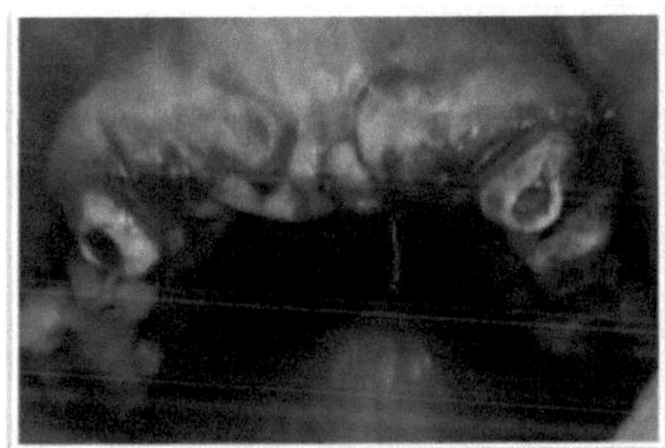

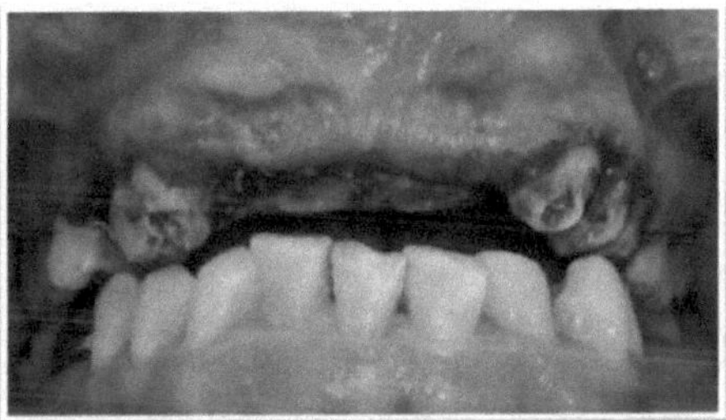

Fig. 62: Cirurgia ressectiva da crista edêntula

Após 2 semanas, o paciente regressou e a reconstrução coronoradicular dos dentes pilares foi efectuada utilizando pino de fibra e núcleo de compósito (figura 63).

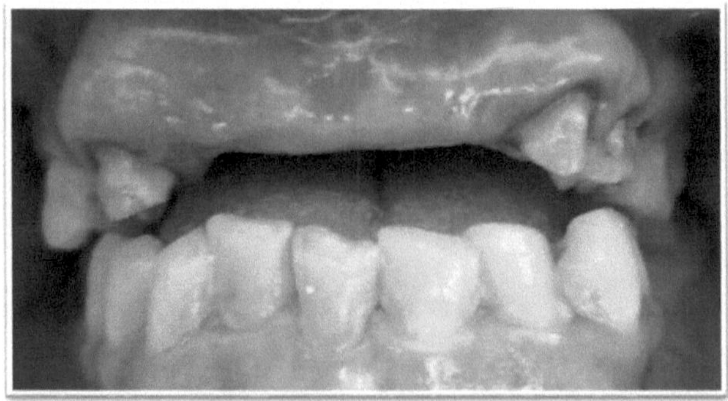

Fig 63 : Melhoria após a cirurgia e reconstrução coronoradicular com pilar de fibra e núcleo compósito.

Foi realizada uma ponte de cerâmica-metal. Infelizmente, não foi possível realizar uma ponte de cerâmica à base de zircónio porque a altura da área de ligação era insuficiente.

A paciente ficou muito satisfeita com o seu novo sorriso (figura 64).

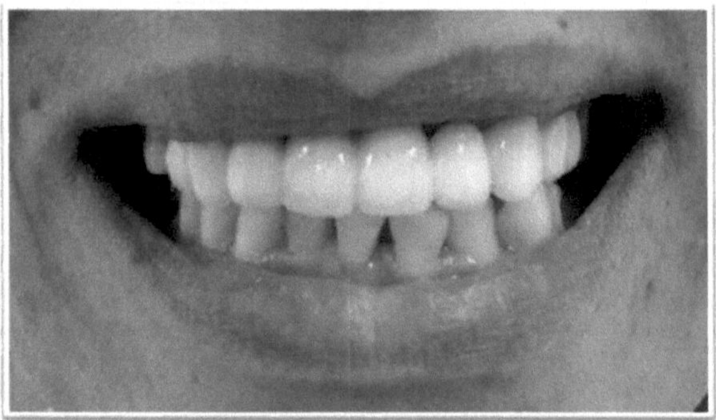

Fig. 64: Sorriso do paciente após o tratamento de restauração.

CAPÍTULO 7

CONCLUSÃO

Este trabalho apresentou casos clínicos que evidenciam o valor de uma abordagem multidisciplinar.

A integração óptima e a estabilidade a longo prazo das reabilitações orais requerem uma abordagem de diagnóstico correta, tratamentos pré-protéticos adequados e protocolos terapêuticos precisos.

O tratamento, que compreende uma interação entre dentisteria restauradora, ortodontia, periodontia e endodontia, permitiu um resultado funcional e estético favorável.

Estes casos clínicos devem encorajar os protésicos a praticar este tipo de abordagem multidisciplinar em vez de procurar soluções de facilidade que podem não proporcionar o conforto e a satisfação desejados.

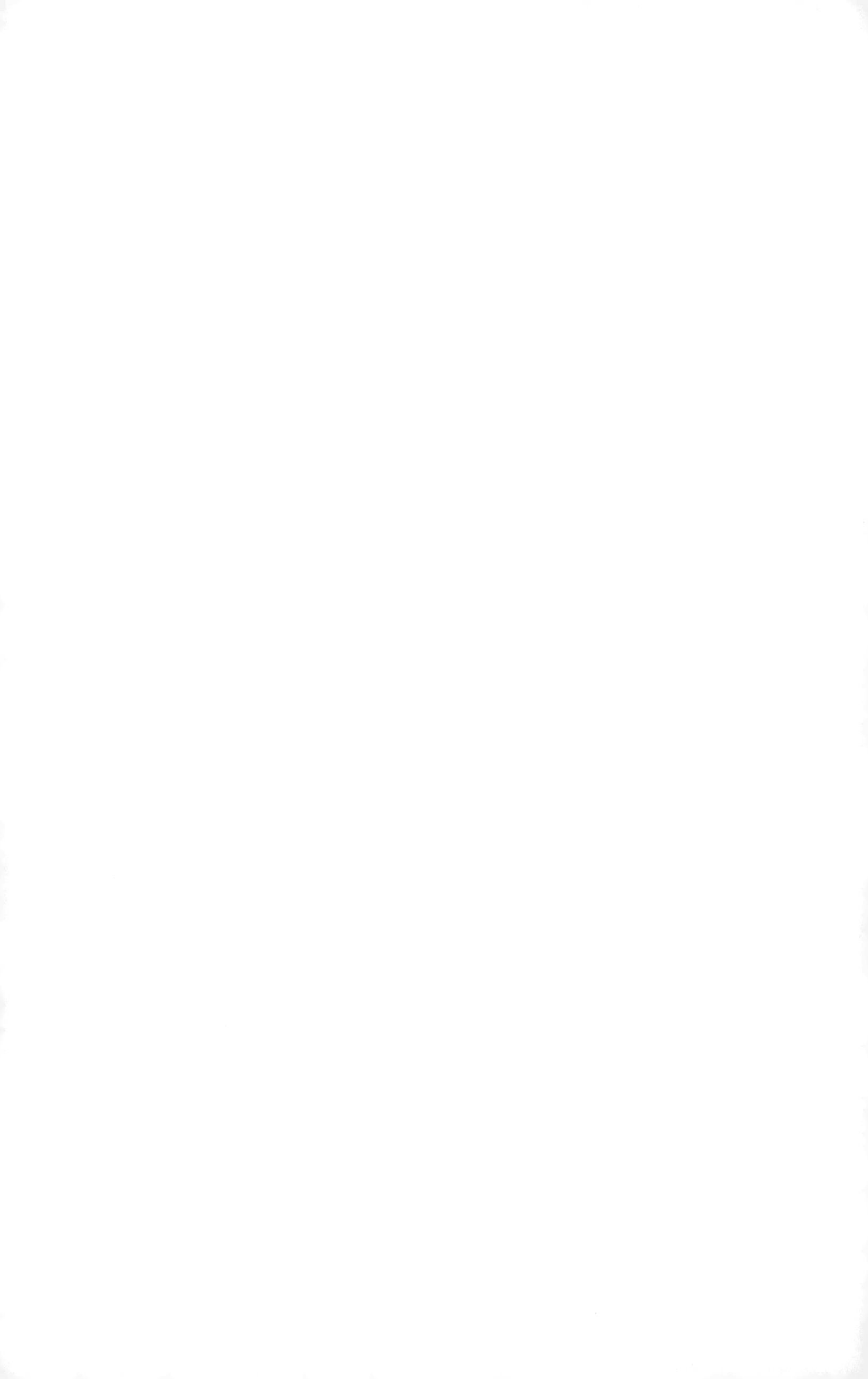

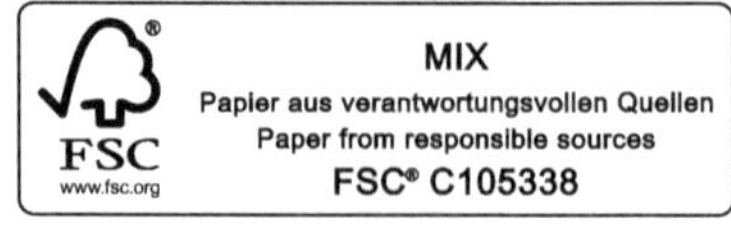

Printed by Books on Demand GmbH, Norderstedt / Germany